한방 약차

한방 약차

지은이 이원욱 · 김남기
펴낸이 양동현
펴낸곳 도서출판 아카데미북
　　　　 출판등록 제13-493호
　　　　 136-034, 서울 성북구 동소문동4가 124-2
　　　　 전화 02-927-2345 팩스 02-927-3199

초판 1쇄 발행 2010년 12월 30일
초판 2쇄 발행 2013년 2월 25일

ISBN 978-89-5681-125-3 14570
　　　 978-89-5681-124-6 (세트)

ⓒ 전통한방연구소, 2010

*지은이와의 협의에 의해 인지는 붙이지 않습니다.
*잘못 만들어진 책은 구입한 곳에서 바꾸어 드립니다.

www.iacademybook.com

한방 약차

한의사가 말하는 생활 속 자가 치유법 01

전통한방연구소 이원욱·김남기 지음

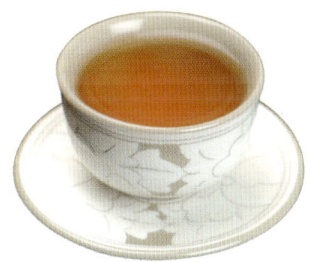

아카데미북

약차별 효과적인 증상

갈근차 / 갈근	갱년기 증상, 숙취, 콧물·축농증, 냉방병
감잎차 / 감잎	고혈압, 고지혈증, 동맥경화, 불면증, 여드름, 피부 탄력
결명자차 / 결명자	전립선 비대증, 충혈·안구 건조증
계피차 / 계피	냉방병, 무릎 통증
구기자차 / 구기자	만성 피로, 빈혈, 이명, 충혈·안구 건조증, 무릎 통증
국화차 / 국화	여드름, 두통
견우자차 / 견우자	변비
길경차 / 길경	냉방병, 목 통증, 여드름
내복자차 / 내복자	협심증
녹차	구취, 숙취, 집중력 상승, 탈모
다시마차 / 다시마	다이어트, 뇌졸중, 불면증, 탈모, 고혈압, 고지혈증
당귀차 / 당귀	생리통, 여드름, 협심증
대추차 / 대추	복통·설사, 불면증, 콧물·축농증, 만성 피로, 우울증
대추총백차	불면증
두충차 / 두충	골다공증, 관절염, 오십견, 전립선 비대증, 피부 탄력, 허리 통증
둥굴레산약차	다이어트
둥굴레차 / 둥굴레	피부 탄력
레몬차 / 레몬	목 통증
로즈마리차	신체 기능 저하
마늘우유	허리 통증
매실차 / 매실	복통·설사, 여드름, 춘곤증·알레르기, 두통
매실차 / 레몬차	춘곤증·알레르기, 두통
모과차 / 모과	관절염, 목 통증, 콧물·축농증, 허리 통증
박하차 / 박하	목 통증, 피부 탄력, 두통
배즙차 / 배	구취
백출차 / 백출	기미·주근깨
보리차 / 보리	복통·설사
부추즙차 / 부추	생리통, 허리 통증
뽕잎차 / 뽕잎	충혈·안구 건조증
사과차 / 사과	만성 피로
산사차 / 산사	동맥경화
산수유차 / 산수유	무릎 통증, 두통

산약차 / 산약	소화 불량, 다이어트
산약산수유차	이명
삼백초차 / 삼백초	여드름
생강차 / 생강	냉방병, 목 통증, 생리통, 소화 불량, 콧물·축농증
솔잎차 / 솔잎	고혈압, 불면증, 협심증, 허리 통증
송화차 / 송화	고혈압, 불면증
식초생강차	숙취
쑥차 / 쑥	생리통
여정자차 / 여정자	이명
오가피차 / 오가피	관절염, 신체 기능 저하, 오십견, 협심증
오미자차 / 오미자	만성 피로, 목 통증, 숙취, 당뇨, 심계·정충
옥수수염차 / 옥수수염	부종·수분 대사 정체, 전립선 비대증
용안육차 / 용안육	불면증
우슬차 / 우슬	관절염, 오십견
원지감초차	불면증
유자차 / 유자	목 통증, 숙취
율무차 / 율무	관절염, 구취, 기미·주근깨, 냉방병, 무릎 통증, 다이어트
익모초차 / 익모초	생리통
인삼차 / 인삼	만성 피로, 콧물·축농증, 당뇨, 심계·정충, 우울증
인삼오미자차	집중력 상승
죽엽차 / 죽엽	구취, 피부 탄력
진피차 / 진피	기미·주근깨
질경이차 / 질경이	전립선 비대증
표고버섯차 / 표고버섯	골다공증, 기미·주근깨, 성장·발육
하수오차 / 하수오	무릎 통증
행인차 / 행인	목 통증
향유차 / 향유	냉방병
홍화차 / 홍화	생리통, 오십견
황기차 / 황기	만성 피로
황기마늘차	불면증
회향차 / 회향	구취

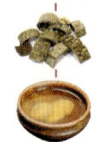

들어가며
약차에 대하여

약차란?

약차(藥茶)는 한약재를 이용해 끓이는 차로, 약효가 있는 풀이나 나뭇잎, 뿌리, 열매, 꽃, 씨앗 등을 물에 넣어 달이거나 유효성분을 녹여 낸 뒤 마시는 차를 말한다. 약차에는 크게 한 가지 약초만을 넣어 끓인 단방 약차(單方藥茶)와 두 가지 이상의 약초를 넣어 끓인 복방 약차(複方藥茶)가 있다. 단방 약차는 만들기가 편하고 맛이 담백하며 효과가 뛰어나다는 것이 장점이고, 복방 약차는 생약과 생약 간의 오묘한 조화와 색다른 분위기를 즐길 수 있다는 것이 장점이다. 또 복방 약차는 복합적인 효능을 얻을 수 있는 일종의 탕약이라고도 할 수 있다.

한방에서는 달이는 것을 탕(湯), 전(煎), 음(飮), 차(茶)라고 하여 처방명을 붙이고 있으나 그것을 정확하게 구분하는 것은 어렵다. 탕약이 직접적인 치료에 목적이 있다면 약차는 건강 증진과 질병 예방에 목적이 있다고 할 수 있다. 또 탕약은 진하게 달여 마시는 반면 약차는 대개 묽게 달여 마신다. 또 탕약은 전문적인 지식과 경험을 가진 사람이 조제하여 엄격하게 복용해야 하지만 약차는 독이 전혀 없는 약재를 사용하기 때문에 가정에서도 쉽게 만들어 이용할 수 있다.

약차는 주변에서 쉽게 구할 수 있는 약재를 이용하여 고유한 효능을 살려 만들어 체질에 맞게 복용하는 것이 중요하다. 이렇게 해야 부족한 기운이 보충되어 몸 전체의 균형이 맞춰져 ─ 오염된 공기와 물, 소음, 각종 스트레스와 과식, 편식, 운동 부족 등 ─ 잘못된 생활 습관에서 오는 질병을 예방하고 면역력이 증강되어 자기 치유력을 강화할 수 있다.

색깔에 따른 약재의 효능

색을 논하기 전에 오행(五行)과 장부(臟腑)의 뱃속을 알아야 한다.

목(木)은 간(肝)이고 청색(靑色)이며, 화(火)는 심장(心臟)이고 적색(赤色)이며, 토(土)는 비장(脾臟)이고 황색(黃色)이며, 금(金)은 폐(肺)이고 백색(白色)이며, 수(水)는 신(腎)이고 흑색(黑色)이다.

약재 가운데 청색의 약들로 푸른 귤껍질, 인진쑥, 청매실, 대나무, 푸른 뽕나무 잎 등을 들 수 있다. 이들 약은 구체적인 효능은 다르더라도 모두 간(肝)에 작용한다는 공통적인 특성이 있다.

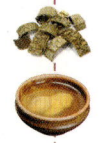
　적색의 약으로는 홍화, 붉은 작약, 주사, 산사과, 팥, 붉은 대추, 치자 등이 있다. 이들 역시 모양은 저마다 다르지만 모두 심장에 작용한다는 공통적인 효능을 갖고 있다.
　황색의 약으로는 감초, 둥굴레, 황기, 익은 귤껍질, 보리싹, 닭똥집 내피, 아궁이 안에 있는 흙, 볶은 삽주 뿌리 등이 있다. 이들은 모두 비장에 작용한다는 공통적인 특성을 가지고 있다.
　백색의 약으로는 은행, 뽕나무 껍질, 석고, 도라지, 살구씨, 백합, 달래, 더덕, 파뿌리 등이 있다. 이들은 모두 폐(肺)로 들어간다는 공통적인 특성이 있다.
　흑색의 약으로는 검은깨, 숙지황, 찐 산수유 등이 있다. 이들은 모두 신(腎)으로 들어간다는 공통적인 특성이 있다.

맛에 따른 약재의 효능

　맛에 따라서도 몸에 미치는 영향이 다른데 매운맛은 폐로 들어가고, 신맛은 간으로 들어가고, 단맛은 비에 들어가고, 쓴맛은 심장에 들어가며, 짠맛은 신에 들어간다.
　각각의 맛이 가진 고유한 성질을 보면 매운맛은 기와 혈을 움직이고 발산(發散)시키는 작용을 하며, 단맛은 몸을 보하고 속을 편하게 하며, 신맛은 밖으로 나가는 것을 막고, 쓴맛은 기를 아래로 내리고 변을 아래로 내리고 열을 내리며 습기를 없애고, 짠맛은 응결된 것을 풀어 주는 통변 작용을 한다.
　쉽게 볼 수 있는 약을 예로 들어 보자.

먼저 매운맛의 대표적인 식품인 고추나 생강, 파, 마늘 등은 발산시키는 작용을 하는데, 여기서 말하는 발산을 땀이라고 이해해도 되지만 전문적으로는 땀 하나만을 말하는 것은 아니다. 그보다는 밖에서 어떤 사기가 침범하여 그 사기가 체표 부위에 있는 상황에서 매운 것을 먹었을 때 그 사기를 밖으로 몰아낸다는 것이다. 전문 용어로 체표 부위에 있는 사기를 '표사(表邪)'라고 하는데, 예를 들어 감기에 걸렸을 때 생강을 먹고 땀을 내면 감기의 사기가 밖으로 빠져나가 몸이 개운해지는 것과 같다고 보면 된다. 매운맛의 대표적인 약재로는 마황(麻黃), 계지(桂枝), 형개(荊芥), 방풍(防風), 강활(羌活), 백지(白芷), 세신(細辛), 생강(生薑), 박하(薄荷) 등이 있으며, 이들 모두 표사(表邪)를 밖으로 내쫓는 작용이 있다.

신맛을 가진 대표적인 것으로는 매실, 산수유, 오미자, 모과, 산딸기 등을 꼽을 수 있다. 간(肝)으로 들어가는 특성이 있으며 근육을 부드럽게 해 주는 약들이 많다. 밖으로 나가는 것을 막아 주는 작용을 하므로 땀이 나거나 설사를 하거나 몽정을 하는 증상에 처방된다. 매실, 산수유, 오미자는 당뇨에도 매우 유용하게 처방되는데, 이들 약재가 당이 빠져나가는 것을 잡아 주기 때문이 아닐까 생각된다.

약재명으로는 오매(烏梅), 산수유(山茱萸), 모과(木瓜), 금앵자(金櫻子), 복분자(覆盆子), 진초(陳醋), 오미자(五味子), 백작약(白芍藥) 등이 있다. 신맛이 나지 않는 약을 간(肝)에 작용시키

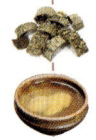
기 위해서 식초에 담갔다가 끓이거나 식초를 뿌려 볶는 경우가 많다. 한때 유명 여가수가 식초를 먹고 몸을 유연하게 만들었다는 방송이 나간 뒤 여성들 사이에 식초붐이 일어난 적이 있는데, 좀 더 구체적으로 생각해 보면 식초 때문이라기보다는 신맛의 특성 때문에 그러했을 것이다.

단맛을 가진 대표적인 것으로는 설탕, 엿, 대추, 감초, 꿀 등을 꼽을 수 있다. 이들은 급하고 빠른 것을 조금 느리게 하고 느슨하게 하는 작용이 있는 것으로 보인다. 특히 단맛은 비장에 들어가 소화 계통의 통증 등에 주로 처방되며, 몸을 보하는 작용이 있다. 하지만 단맛만 계속해서 복용한다고 해서 정말로 몸이 보해지는 것은 아니다. 몸을 보한다면 몸속에 있는 기생충이나 세균에게도 똑같이 작용하기 때문이다. 그렇기 때문에 단 것으로 몸을 보할 때는 상황에 따라 적용해야 한다.

약재명을 보면 감초(甘草), 인삼(人蔘), 황기(黃芪), 황정(黃精), 맥아(麥芽), 곡아(穀芽), 대조(大棗), 옥죽(玉竹), 봉밀(蜂蜜) 이당(飴糖) 등이 있다.

쓴맛을 가진 대표적인 것으로는 인동꽃, 우황, 씀바귀, 민들레, 치자, 곰쓸개 등이 있다. 화(火)를 내리고 대변을 통하게 하는 가장 대표적인 약인 대황 역시 그 맛이 쓰다. 살구씨는 쓴맛의 특성인 기를 아래로 내리는 데 쓰여 위로 나오는 기침을 멎게 하는 작용을 한다.

쓴 약재의 가장 큰 작용은 열을 내리는 것이다. 급한 병은 열로 오는 경우가 많은데, 예방 접종이 없던 시절에 백성을 가장 두렵게 했던 전염병이 열병의 대표적인 예다. "몸에 좋은 약은 입에 쓰다."는 말도 그래서 나온 게 아닌가 싶다. 중국과 한국을 비교해 보면 중국에는 아직까지도 쓴 약이 많지만 한국에는 쓴 약이 많지 않다. 이 말은 곧 중국에서는 급한 병에 양방을 찾지 않고 한방을 찾는 사람이 많은 반면 한국은 급한 병에는 양방을 찾고 몸을 보하려는 환자들은 한방을 찾는다는 의미다.

한약 가운데 맛으로 가장 많은 것이 쓴맛일 것이다. 그 종류가 매우 많지만 대표적인 약재를 들면 금은화(金銀花), 황련(黃連), 황백(黃柏), 포공영(蒲公英), 용담초(龍膽草), 고삼(苦蔘), 황금(黃芩) 등이 있다.

짠맛을 가진 대표적인 것으로는 굴 껍질, 다시마, 해조, 해구신, 해마, 해룡 등 바다에서 나는 대부분의 한약재가 포함되고, 그 밖에도 망초나 육종용 등을 꼽을 수 있다. 짠맛은 응결된 것을 풀어 주므로 귤 껍질이나 다시마, 해조 등을 유방이나 림프선 등에 몽우리가 설 때 처방할 수 있다.

짠맛의 또 다른 특징은 통변 작용이다. 여기에 처방되는 가장 대표적인 약재가 망초로, 망초 30g을 물에 타서 마시면 하루에 적어도 4번 이상은 물똥을 싼다. 육종용 또한 변비에 사용되는 아주 좋은 약재로, 역시 짠맛이 난다. 개인적으로는 이런 통변 작용 또한 어떻게 보면 응결된 것을 풀어 주는 작용에 포함하여 이해해야 하지 않나 하는 생각이 든다.

 짠맛은 신장으로 가기 때문에 신장에 약을 사용하려고 할 때 짠 약이 아니면 소금에 담갔다가 사용하거나 약을 복용한 뒤에 소금물을 마시게 한다. 가장 대표적인 경우가 정력 증강을 위해 처방할 때다. 예를 들어 발기부전 때문에 약을 복용하고 있다고 하자. 이때 약을 복용하고 나서 옅은 소금물을 마시면 약의 작용을 신장으로 끌고 가 효과가 좋아진다.

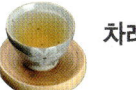 **차례**

들어가며 약차에 대하여

　　약차란? 6 | 색깔에 따른 약재의 효능 7 | 맛에 따른 약재의 효능 8

一 신체 부위별 질환에 따른 효과적인 약차와 약재

　머리 18

　　두통 18 | 빈혈(어지럼증) 22 | 불면증 27 | 탈모 36 | 우울증 40

　눈 44

　　충혈·안구 건조증 44

　귀 49

　　이명 49

　입 53

　　구취 53 | 소화 불량 57

　코 63

　　콧물·축농증 63

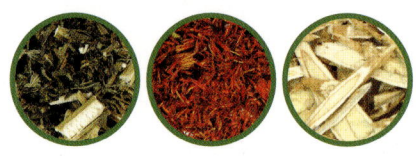

목(인후 경항) 68
목 통증 68 | 오십견 74

심장 77
협심증 77 | 심계·정충 82

관절 85
허리 통증 85 | 무릎 통증 90 | 부종·수분 대사 정체 97

배설 기관 103
변비 103 | 복통·설사 107

피부·비만 113
여드름 113 | 기미·주근깨 119 | 피부 탄력 123 | 다이어트 129

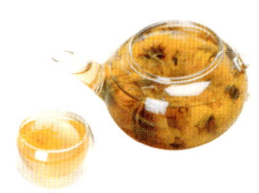

二 대상에 따른 질환과 효과적인 약차와 약재

남성 138
　전립선 비대증 138 | 숙취 143

여성 149
　갱년기 149 | 생리통 153 | 임신 158

노인 165
　신체 기능 저하 165 | 뇌졸중 171

소아 175
　성장·발육 175

수험생 180
　집중력 저하 180

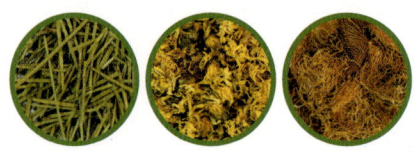

三 생활습관병별 효과적인 약차와 약재

고지혈증 186

고혈압 192

골다공증 199

동맥경화 204

관절염 209

당뇨 214

만성 피로 223

四 계절에 따른 질환과 효과적인 약차와 약재

춘곤증 · 알레르기 232

냉방병 235

一

신체 부위별 질환에 따른 효과적인 약차와 약재

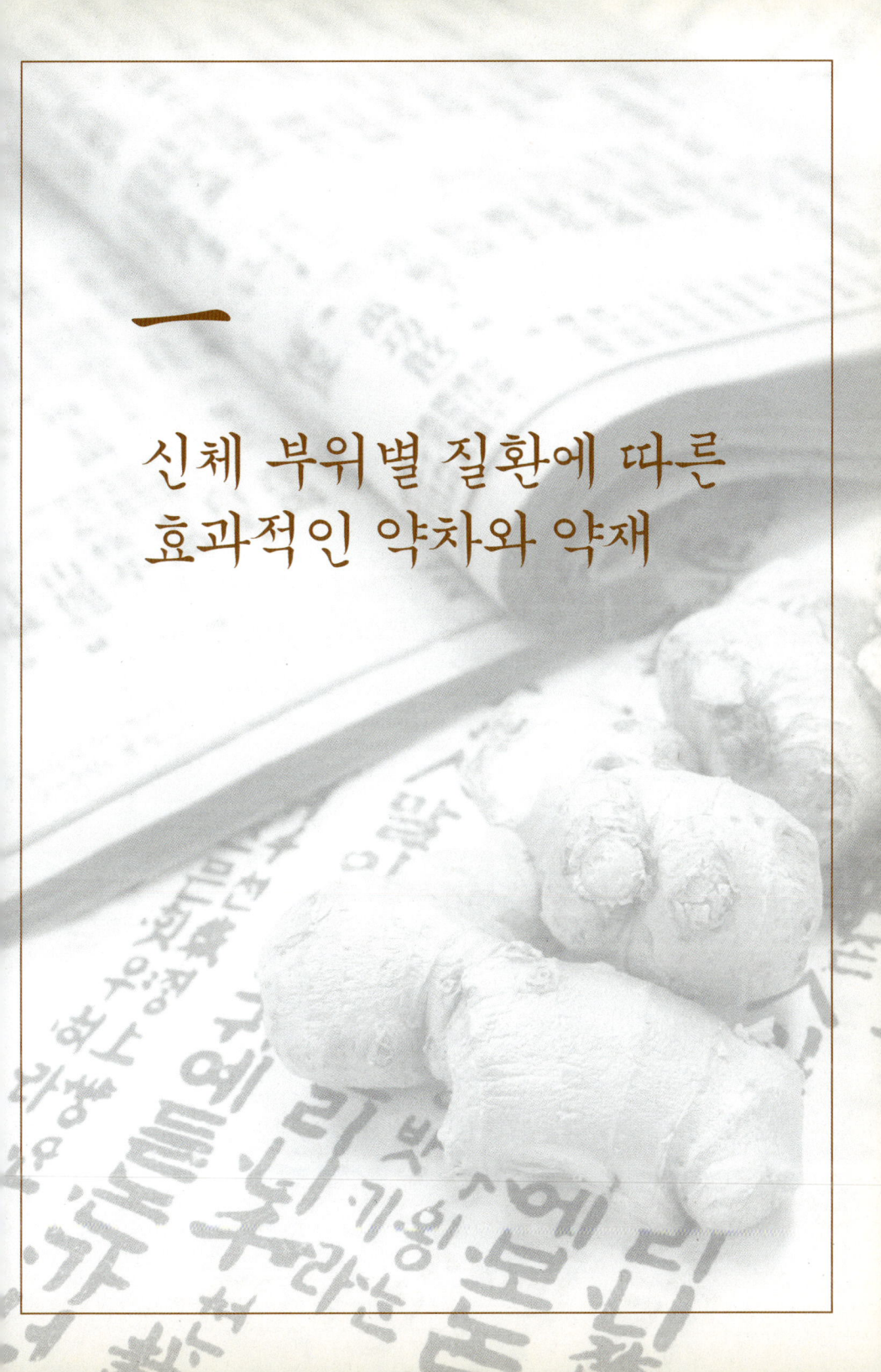

머리

두통

두통(頭痛)은 말 그대로 머리가 아픈 증상을 말한다. 한의학에서는 두통의 원인으로 풍(風), 열(熱), 습(濕), 담(痰), 기허(氣虛), 혈허(血虛) 등을 꼽는다. 풍에 속한 경우는 머리가 어지럽고 눈앞이 아찔하며 바람이 싫고 땀이 난다. 열에 속하면 열이 높고 얼굴이 붉어지며 불안하고 갈증이 나고 땀이 많이 난다. 습에 속하면 머리에 마치 무언가를 이고 있는 것처럼 무겁고 몸의 열이 높지 않으며 팔다리가 쑤신다. 담에 속하면 어지럽고 눈앞이 아찔하며 메스껍고 구토 증상이 나타난다. 기허에 속하면 계속해서 통증이 있고 피로가 심하며 나른하고 숨이 차다. 혈허에 속하면 이마가 아프고, 오후 들어 통증이 심해지면 계속해서 가슴이 두근거리고 불안하며 현기증이 난다. 어혈에 속하면 머리가 어지럽고 깨질 듯하며 통증 부위가 일정하다가도 어느 순간 발작을 하고 멎는다. 이 증상은 좀처럼 낫지 않으며, 혀에 암자색 반점이 생기거나 맥이 매끄럽지 못하다. 대개 오랜 지병으로 인해 기가 정체되고 혈이 맺히거나 외상 후유증으로 인해 생긴다.

두통에 좋은 약차와 약재의 효능

국화차 / 국화 어지러우면서 머리가 아플 때 처방한다. 꽃을 따서 가루 내어 술에 타 마시면 좋다. 어린 줄기와 잎을 채취하여 국을 끓여 먹거나 나물로 무쳐 먹어도 좋다. 흰색을 띠는 것을 고른다. 따뜻한 물 1컵에 말린 국화 3~4개를 넣고 우려 마시면 된다.

박하차 / 박하 몸의 윗부분을 맑게 하는 약으로, 머리가 지끈거리며 흔들릴 때 먹으면 좋다. 열로 인한 두통을 치료하는 효과도 있다. 달여 먹거나 가루 내어 먹을 수 있는데 두 가지 방법 모두 좋다. 향을 즐기는 차이므로 양은 기호에 따라 가감하면 된다.

매실차 / 매실 맛이 시고 독성이 없는 매실은 간과 담을 다스린다. 해독·살균 효과가 뛰어나 상한 음식을 먹고 생긴 체증을 완화해 준다. 매실과 설탕을 1:1 비율로 넣어 만든 매실 원액을 증상이 있을 때마다 따뜻한 물에 타서 마시면 좋다. 단, 위산이 많아 속이 쓰린 증상이 있는 사람은 피한다.

• **산수유차 / 산수유** 머리가 흔들리면서 아프고 머리뼈가 아픈 것 같은 두통에 효과가 있다. 간이 약해서 생긴 어지럼증에 특효다. 물에 넣고 달여 먹으면 좋다. 산수유 30~60g을 물 600ml에 넣고 30분 간 달여 마시면 된다.

• **무** 편두통에 효과가 있다. 즙을 짜서 하루에 2회 정도 마시면 좋다.

• **북어** 메티오닌과 아스파라긴산이 풍부해 몸속의 불필요한 노폐물을 해독해 준다. 체기가 있거나 감기 초기 증상, 숙취로 인한 두통이 있을 때 먹으면 체기가 가라앉고 두통이 완화된다.

• **파뿌리(총백)** 수염뿌리가 달린 흰 부분을 사용한다. 물에 넣고 끓여 먹으면 되는데, 감기로 인해 머리가 아플 때 먹으면 효과를 볼 수 있다.

• **팥** 심장을 튼튼하게 하고 이뇨 작용을 하며 혈액 순환을 도와 신진대사를 촉진한다. 기의 순환을 돕고 해독 작용을 하므로 나쁜 기운으로 인한 두통에 효과가 좋다. 이유 없이 머리가 무겁고 아플 때도 붉은 팥 달인 물을 마시면 좋다.

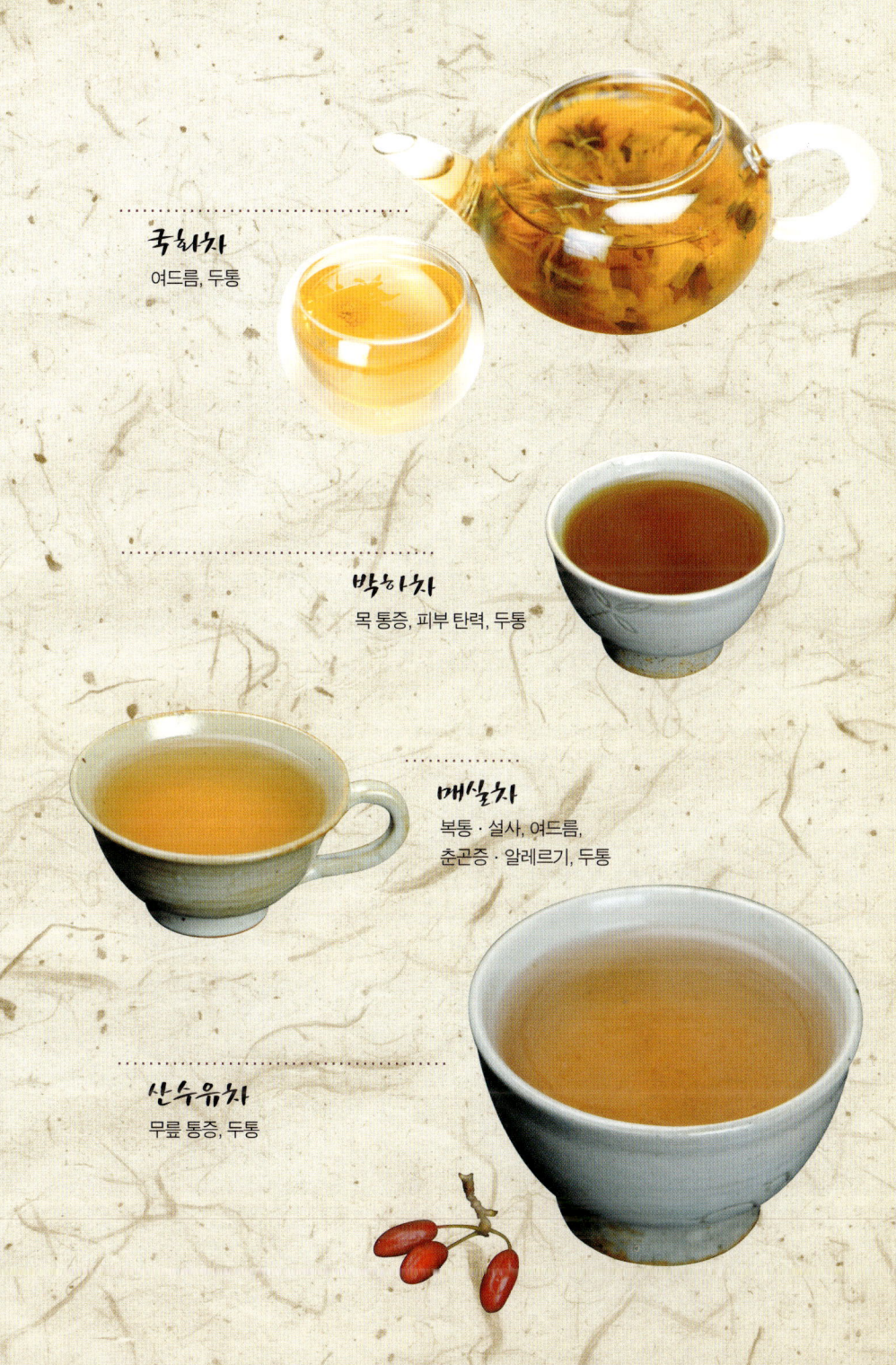

빈혈(어지럼증)

어지럼증을 한의학적 용어로는 '현훈'이라 하며, 한의학에서는 허하여 생긴 증상과 실하여 생긴 증상으로 구분한다. 허약(虛弱)은 대개 간장과 신장 기능이 약해 생기거나 심장과 비위의 기혈이 부족하여 생긴다. 간과 신장 기능이 약한 경우에는 머리가 어지럽고 눈앞이 아찔하며, 기운이 없고 허리와 무릎이 쑤시며, 정액이 저절로 흐르고 귀에서 소리가 난다. 심장과 비위의 기능이 약해 생긴 어지럼증은 가슴이 두근거리고 잠을 이루지 못하며, 피곤하고 식욕이 없으며, 얼굴이 하얗고 입술이 창백하다. 기능이 항진되어서 생기는 어지럼증도 있는데 대개 간풍이 위로 치밀거나 노폐물이 막혀서 생긴다. 간 기능이 항진되어서 생기는 어지럼증은 성격이 조급하고 쉽게 화를 내며 잠을 잘 이루지 못하고 꿈을 많이 꾸며 입이 쓰다고 하는 사람에게 많이 나타난다. 노폐물이 막혀 생긴 어지럼증은 머리가 무겁고 가래가 많으며 가슴이 답답하고 메스꺼운 증상을 동반한다.

빈혈에 좋은 약차와 약재의 효능

구기자차 / 구기자 혈액 순환을 원활하게 하여 혈압을 낮춰 준다. 혈액 순환을 원활하게 하는 것이 어지럼증 치료의 근본이다. 또 구기자는 오래 복용해도 부작용이 없어 누구나 이용할 수 있다. 물 1L에 구기자 20g을 넣고 약한 불에서 20분 정도 끓여 마시면 된다.

굴 세포를 분열 증진시키며 핵산 생성에 필요한 물질이 들어 있다. 조혈 세포의 증식에 관여하는 비타민B_{12}가 풍부하다.

달걀 풍부한 단백질과 비타민B_6를 함유하고 있다. 비타민B_6은 인산과 결합하여 아미노산을 합성하는 비타민으로, 당질과 지질의 대사에 보조 효소 역할을 한다. 단, 흰자는 철분이 흡수되는 것을 방해하므로 증상이 심한 사람은 먹지 않는 것이 좋다.

대두 단백질은 혈액의 혈청과 혈색소를 만드는 기본 성분일 뿐만 아니라 일반적인 신체 조직의 구성 성분으로도 매우 중요하다. 식물성이지만 풍부한 단백질을 함유하고 있다.

뱀장어 철 부족으로 인해 적혈구 수나 혈색소가 감소하여 나타나는 빈혈에 효과적이다. 성질이 차고 맛은 달며 독이 없다. 오장의 허약함을 개선해 준다.

시금치 칼슘철의 조절 작용을 촉진한다.

•• 식초 성질이 따뜻하고 맛은 시며 독이 없다. 산후에 생기는 어지럼증과 피를 많이 흘려 생기는 모든 어지럼증을 치료한다. 가슴이 답답하고 아프거나 목이 아픈 증상을 멎게 한다.

여기서 잠깐 양방에서 보는 빈혈의 원인

빈혈은 혈액 속의 적혈구나 헤모글로빈이 줄어든 상태를 말한다. 즉 빈혈은 건강한 사람에 비해 단위 체적 내 적혈구의 크기와 수, 그리고 이를 운반하는 헤모글로빈의 양이 상대적으로 감소된 상태로, 어떤 병리 상태의 2차적인 증상일 수도 있다. 우리나라 사람의 영양성 빈혈 가운데 여성이 20~30%를 차지할 정도로 국민 건강에 큰 문제가 되는 질환이기도 하다.

특히 유아와 임산부에게는 철 결핍성 빈혈이 많은데, 철분 필요량에 비해 공급량이 부족하고 흡수율이 나쁜 식사를 하는 것이 원인으로 보인다. 우리나라의 경우 빈혈의 약 80%가 철 결핍성 빈혈이다. 한편 신체의 이상으로 오는 빈혈의 생성 요인으로는 적혈구의 생성 장애, 적혈구의 성숙 장애, 헤모글로빈의 생성 장애, 적혈구의 파괴 항진과 같은 생리적 장애를 꼽을 수 있다. 골수 기능에 이상이 있거나 적혈구 성숙 과정이 잘못되었을 때도 빈혈이 나타난다.

빈혈 증상으로는 심계항진, 호흡 곤란, 안면 창백 등을 꼽을 수 있는데, 자각 증상이 비교적 가볍기 때문에 인지하지 못하는 사이에 만성으로 진행되는 경우가 의외로 많다. 빈혈이 있으면 숨이 차고 쉽게 피로를 느끼며, 현기증·이명·두통·식욕 부진 등의 증상이 나타난다. 하지만 천천히 진행되는 경우에는 말 그대로 빈혈에 익숙해져서 증세가 아주 심하지 않은 이상 자각하지 못한다.

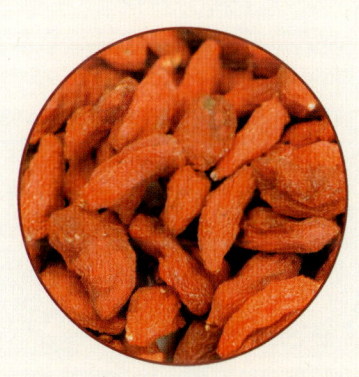

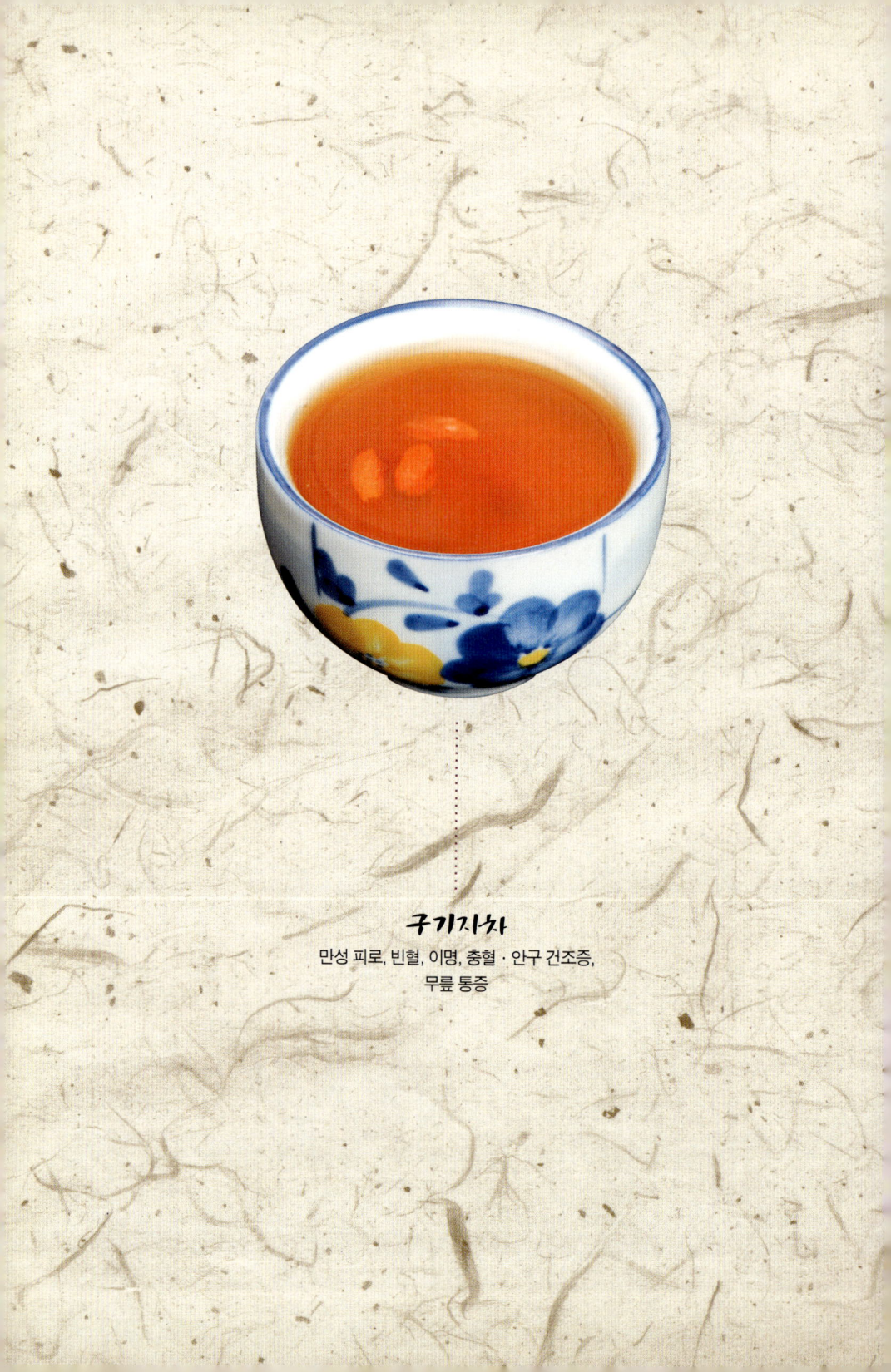

구기자차
만성 피로, 빈혈, 이명, 충혈·안구 건조증, 무릎 통증

불면증

과중한 업무로 인한 스트레스와 만성 피로에 시달리면서도 밤에 쉽게 잠을 이루지 못하는 사람들이 많다. 특히 정도를 넘어선 피로는 하룻밤 숙면으로는 쉽게 풀리지 않는다. 하지만 하룻밤의 숙면도 허락되지 않기에 불면증을 호소하는 현대인들은 계속 증가하고 있다. 과중한 업무와 그로 인한 스트레스는 숙면에 장애로 작용할 수밖에 없다. 밤이 되어도 계속되는 소음과 꺼지지 않는 조명 등의 주변 환경 또한 숙면을 방해하는 또다른 요인이다.

대개 한의학에는 불면증을 체수분 부족이나 기운 부족으로 인해 온다고 본다. 심장이 약하면 불안증과 긴장감이 더해지는데 이로 인해 밤에 쉽게 잠들지 못하고, 비위의 기능이 약한 경우에도 숙면을 취할 수 없다. 또한 몸 내부에 화가 왕성하여 노폐물이 적체되거나 열이 왕성해도 불면증이 올 수 있다.

불면증에 좋은 약차와 약재의 효능

감잎차 / 감잎 고혈압 예방에 좋은 차로, 이뇨 작용이 있어 당뇨병과 뇌출혈 등에 효과를 발휘한다. 여러 가지 영양소가 들어 있지만 가장 주목할 것은 비타민C다. 감잎의 비타민C 함량은 레몬의 무려 20배로, 괴혈병이나 빈혈, 고혈압에 뚜렷한 효과가 있다. 특히 5~6월 경에 수확한 어린 잎에 비타민이 가장 풍부하다. 칼슘 함량도 높아 임산부와 어린이에게 좋다.

감잎차를 만드는 방법은 다음과 같다. 먼저 어린잎을 따서 물에 깨끗이 씻은 뒤 채반에 얹어 물기를 제거한다. 물기를 제거한 감잎을 폭 5mm 정도로 얇게 썰어 천으로 된 포대에 넣은 뒤 끈으로 묶어 찜통에서 몇 분 간 찐다. 쪄 낸 감잎을 그늘에 말린 뒤 밀폐 용기에 넣어 두고 이용한다. 차로 마실 때는 뜨거운 물을 80℃로 식혀 감잎 2~3g을 넣어 우려 마시면 된다.

• • 대추차 / 대추 대추의 은은한 단맛이 체내에서 진정 작용을 하여 불안증이나 우울증, 스트레스는 물론이고 불면증 해소에 효과를 발휘한다. 그런 면에서 대추는 시간에 쫓기고 스트레스가 많은 현대인에게 '부작용 없는 천연 신경 안정제' 역할을 톡톡히 한다. 대추 20개를 물 600ml에 넣고 끓여 수시로 마시면 된다.

• • 다시마차 / 다시마 미역과 함께 대표적인 해조류로 꼽히는 다시마는 칼슘과·요오드·회분·무기질 등이 풍부한 알칼리성 식품으로, 피를 맑게 하고 체질을 개선하는 효과가 좋다. 다시마를 이용한 다시마차는 예부터 전해 오는 명차로, 고혈압, 신경통, 당뇨병, 위궤양, 노약(老弱) 등 모든 노인성 질환에 효과를 발휘한다. 특히 고혈압이 있거나 치아가 부실한 사람에게 좋고, 몸에 종기가 자주 나는 사람이 마셔도 예방 효과를 볼 수 있다. 이는 다시마에 들어 있는

염기성 아미노산인 라미닌이 혈압을 내려 주는 작용을 하기 때문이다. 목에 난 혹이나 종창 등을 치료하는 데도 효과적이다.

다시마차를 만드는 방법은 다음과 같다. 먼저 다시마는 물에 씻지 말고 젖은 행주로 먼지만 닦아 낸 뒤 적당한 크기로 자른다. 냄비에 물을 끓여 불을 끈 뒤 다시마를 넣는다. 다시마가 우러나면 건져 내어 소금으로 간을 한다. 냉장 보관해 두고 하루 2~3잔씩 마시면 좋다. 다시마를 살짝 볶아 곱게 갈아 1~2스푼씩 타서 하루 2~3회 마시는 것도 좋다.

●●**대추총백차** 총백(대파 뿌리) 5대와 대추 10개에 물 3대접을 부어 반으로 줄어들 때까지 달여 잠들기 전에 열흘 정도 마시면 효과를 볼 수 있다. 대추는 긴장을 완화해 주고 총백은 발한 작용을 하여 심신을 편안하게 해 주기 때문에 고민과 스트레스로 인한 불면증에 어느 정도 효과가 있다.

●●**솔잎차 / 솔잎** 솔잎은 예부터 불로장생의 선약으로 전해 온다. 솔잎차는 고혈압과 동맥경화에 좋으며, 중풍 예방과 위장병, 신경통, 소화 불량, 불면증에도 효과가 있다. 차로 끓여 마실 때는 가늘고 짧은 우리나라 솔잎을 사용하는 것이 좋다. 산뜻한 솔향이 좋아 솔바람차라고도 부른다.

솔잎차 만드는 방법은 다음과 같다. 먼저 새로 난 솔잎을 채취하여 깨끗이 씻은 뒤 투명한 유리병에 넣는다. 여기에 끓여서 식힌 물을 조금 부은 뒤 흑설탕을 넣고 마개를 막아 햇볕이 잘 드는 곳에 보관한다. 여름철의 경우 날씨가 좋으면 5~6일 정도면 완전히 발효되어 솔잎이 회색으로 변한다. 봄이나 가을에는 2주 정도 걸린다. 발효가 완전히 끝나면 다른 용기에 옮겨 담아 시원한 곳에 보관해 놓고 차로 마신다.

송화차 / 송화 송화차는 중풍, 고혈압, 심장병에 가장 좋은 차로, 신경통과 두통에도 효과를 발휘하고 폐를 보한다. 송화(松花)는 솔잎(松葉)이나 송지(松脂)보다 약효가 좋다.

송화차는 송화 가루를 가제주머니에 넣고 물을 부어 달이면 된다. 15~20g의 송화 가루에 물 500ml 정도가 가장 적당하다. 완성된 차는 꿀을 1스푼씩 타서 하루 3회 마시면 된다. 설탕을 타 먹을 수도 있는데, 설탕을 많이 넣을 경우 열병을 발하고 변비가 생길 수 있으므로 주의해야 한다.

용안육차 / 용안육 용안육은 무화과나무과에 속하는 용안의 과육으로 불면증이나 정서 불안, 신경 쇠약, 스트레스 완화에 좋은 약재다. 강장 효과를 발휘하고 불면증에 효과적인 대추를 함께 넣어 차로 끓여 마시면 더욱 효과가 좋다.

용안육차는 약재에 물 10잔을 붓고 중간 불에서 물이 반으로 줄어들 때까지 달이면 된다. 동절기에는 따뜻하게 마시고, 하절기에는 차갑게 마시면 좋다. 하루 5회 정도 마시면 적당하다.

●● <u>원지감초차</u> 원지감초차도 불면증에 효과가 좋은 차다. 햇볕에 말린 원지를 감초 달인 물에 1시간 정도 담가 두었다가 꺼내 200ml 정도의 물을 붓고 반으로 줄어들 때까지 끓여 마시면 된다. 한번에 20~30ml 정도를 마시는 것이 적당하고, 가능하면 하루 3회 밥 먹기 1시간 전에 마시는 것이 좋다. 이틀 정도 마시면 일시적인 불면증에 효과를 볼 수 있다.

●● <u>황기마늘차</u> 몸이 쇠약하여 땀을 흘리거나 잠을 이루지 못하는 증상에 효과가 좋다. 특히 마늘은 혈액 순환을 왕성하게 하며 스태미나를 보강해 주는 효과가 있어서 허약한 사람이 먹으면 체질 개선 효과를 볼 수 있다. 불면증뿐만 아니라 식은땀, 만성 피로, 정력 부족 등에도 효과가 있다.

황기마늘차 만드는 방법은 다음과 같다. 먼저 황기는 깨끗이 손질하고 마늘은 껍질을 벗긴다. 차관에 황기와 마늘, 꿀을 넣고 물을 부어 끓인다. 끓기 시작하면 불을 줄여 은근히 달인다. 건더기는 체로 걸러 내고 국물만 따라 마신다.

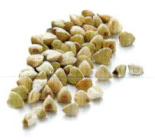

●● <u>밀</u> 성질은 약간 차고 맛은 달며 독이 없다. 가슴

속에 열이 나고 답답하면서 잠을 이루지 못하는 증상을 해소해 준다. 갈증을 멎게 하고 소변을 잘 나오게 하며 간 기능을 향상시키는 데도 좋다. 보리는 가을에 파종하여 겨울에 자라고 봄에 꽃을 피워 여름에 열매를 맺으므로 한의학적으로 볼 때 사계절의 기운을 다 받아 생겨난 것으로 여긴다. 그래서 밀은 차가운 기운과 따뜻한 기운을 모두 가지고 있다.

바나나 자연산 수면제라 불리는 과일로, 멜라토닌과 세로토닌이 다량 함유되어 있으며 근육을 이완해 주는 마그네슘까지 함유하고 있어 숙면을 취하는 데 도움이 된다.

상추 스트레스를 받거나 우울할 때 상추를 먹으면 기분이 좋아지고 안정되는 효과를 볼 수 있다. 이는 상추에 진정 작용을 하는 락투세린과 락투신 성분이 들어 있어서 불면증이나 두통을 완화해 주기 때문이다. 특히 락투세린은 졸음을 유발하고 최면 효과를 주어 잠이 빨리 오게 한다.

양파 양파에는 신경을 안정시키고 숙면을 취하게 해 주는 성분이 들어 있다. 물에 씻으면 점액과 향이 없어지므로 불면증 해소를 위해 양파를 먹을 때는 물에 씻지 않고 먹는 것이 좋다. 잘게 썬 양파를 머리맡에 두고 자도 도움이 된다.

••키위 칼슘, 마그네슘, 세로토닌, 이노시톨 등이 신경을 안정시켜 준다. 이 중 특히 주목할 만한 성분은 세포 내에서 호르몬과 신경 전달 기능을 도와주는 이노시톨이다. 잠들기 1시간 전에 키위 2개를 먹으면 잠드는 시간을 10분 이상 단축시킬 수 있다.

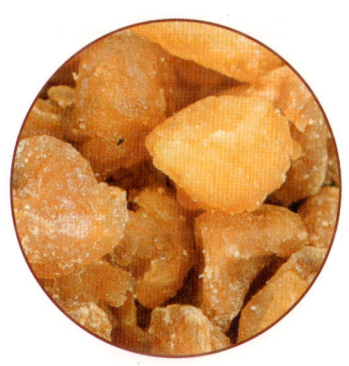

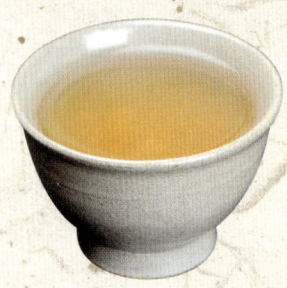

감잎차
고혈압, 고지혈증, 동맥경화, 불면증,
여드름, 피부 탄력

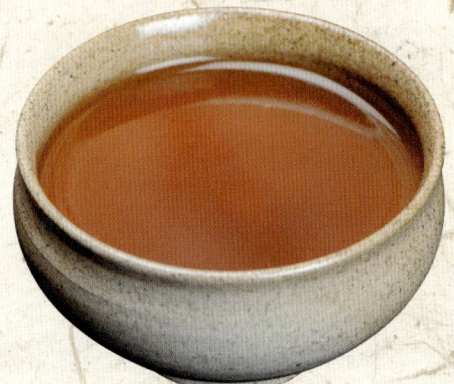

대추차
복통·설사, 불면증, 콧물·축농증,
만성 피로, 우울증

다시마차
다이어트, 뇌졸중, 불면증,
탈모, 고혈압, 고지혈증

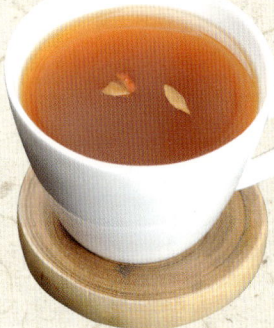

대추총백차
불면증

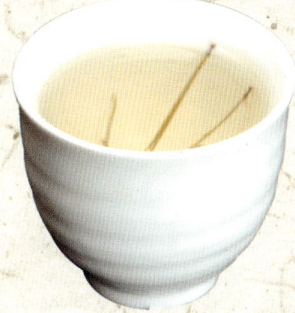

솔잎차
고혈압, 불면증, 협심증, 허리 통증

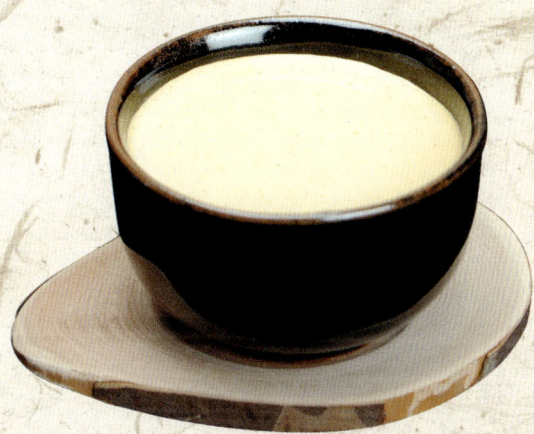

송화차
고혈압, 불면증

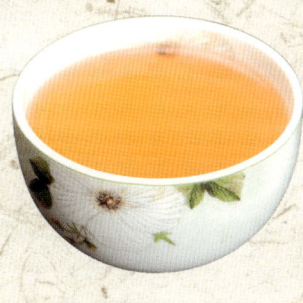

용안육차
불면증

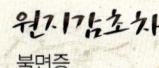

원지감초차
불면증

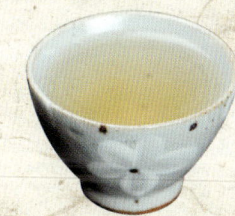

황기마늘차
불면증

탈모

현대인들은 외모에 관심이 많다. 외모를 좌우하는 요인에도 여러 가지가 있는데, 그중에서도 빼놓을 수 없고 또 큰 부분을 차지하는 것이 머리카락이다. 외모를 꾸밀 줄 알고 자신을 표현할 줄 아는 사람은 얼굴 관리와 함께 머릿결 관리도 빼놓지 않는다. 특히 탐스럽고 윤기 나는 모발은 아름다움을 더해 주기도 하지만 건강의 상징이기도 하다. 사람의 몸은 영양이 부족하거나 혈액순환이 원활하지 않으면 생명 유지와 직접적인 연관이 없는 모발의 영양 공급부터 끊기기 때문이다. 머리카락은 일반적으로 하루에 20가닥 정도 빠지는 것이 정상이며, 3개월의 생장기, 3주 간의 휴지기, 3일 간의 탈락기를 거쳐 생명을 다한다. 그러나 다이어트와 스트레스 등으로 영양이 부족해지고 불균형이 오면 두피에 영양이 원활하게 공급되지 않아 머리카락이 더 많이 빠진다. 과식이나 폭식, 음주도 탈모의 원인이 된다. 간과 신장의 원기가 상하면서 신체 기능의 균형이 깨지고 몸에 해로운 열독이 생겨 두피를 건조하게 만들기 때문이다. 그러므로 탈모 예방을 위해서는 식사량을 조절하고 스트레스에 주의하면서 간과 신장의 기운을 북돋우기 위해 노력하는 것이 좋다.

탈모에 좋은 약차와 약재의 효능

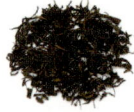

•• 녹차 녹차에는 모낭을 위축시켜 탈모를 유발하

는 DHT의 생성을 억제하는 효과가 있다.

다시마차 / 다시마 다시마에는 모발의 주성분인 케라틴 형성을 돕는 비타민A, 손상된 모발을 재생시켜 주는 비타민D, 두피의 혈액 순환을 돕는 비타민E가 풍부하다. 다시마를 많이 먹으면 모발에 탄력이 없고 끊어지거나 갈라지는 증상이 완화되고 모발에 탄력이 더해진다. 다시마 30g에 물 300~500ml를 넣고 끓여 하루 2~3회 마신다.

고추 옛날 사람들은 탈모 방지를 위해 고추술을 담가 머리에 바르곤 했다. 고추를 술에 담가 한 달 정도 숙성시켜 두피를 마사지하면 혈액 순환이 좋아져 탈모를 예방할 수 있다. 단, 자극이 강하므로 피부가 약하거나 알레르기가 있는 사람은 피하는 것이 좋다.

흑미 피지나 비듬으로 인해 모공이 막히면 모근이 가늘어지고 영양분이 제대로 공급되지 못해 탈모가 생긴다. 흑미에는 안토시아닌 색소가 들어 있어 위장과 간장, 신장 기능을 활성화하여 영양분이 골고루 공급되도록 하고 지방 흡수를 억제해 준다.

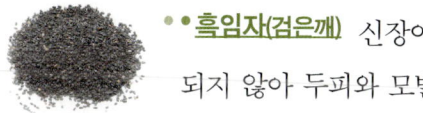

흑임자(검은깨) 신장이 허하면 기운이 제대로 순환되지 않아 두피와 모발까지 영양이 공급되지 않는

다. 흑임자에는 모발에 윤기와 탄력을 주는 케라틴 성분이 많은 데다 신장의 기운을 보하여 탈모와 새치를 예방하는 효과도 있다. 검은깨를 갈아서 우유나 생수, 요구르트에 타서 아침마다 한 잔씩 마셔도 탈모 방지 효과를 볼 수 있다.

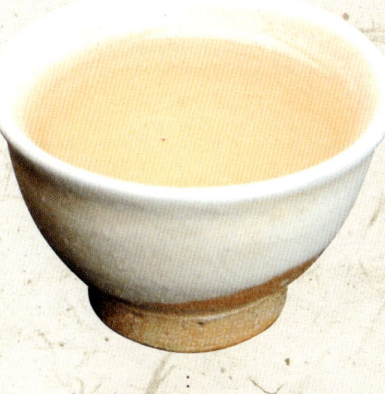

녹차
구취, 숙취, 집중력 상승, 탈모

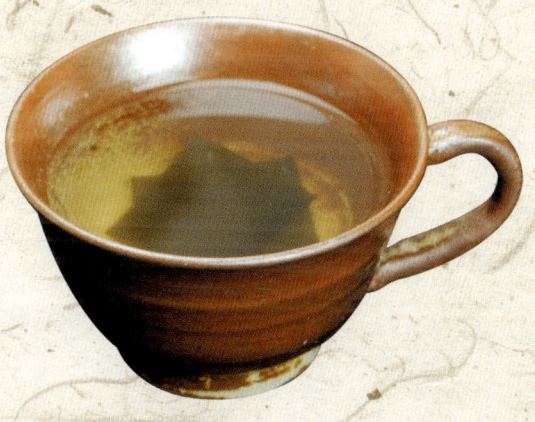

다시마차
다이어트, 뇌졸중, 불면증, 탈모, 고혈압,
고지혈증

우울증

뉴스를 보면 심심치 않게 자살에 관한 기사가 나온다. 자살의 원인에 대해 이야기할 때 빠지지 않고 등장하는 것이 우울증이다. 우울증이란 마음이 편하지 않고 명치 끝에 무언가가 뭉쳐서 일어나는 병증이다. 간 기능이 항진되어 뭉치면 마음이 우울하고 가슴이 답답하며 옆구리가 아프다. 간 기능 항진 증상이 비위에 영향을 주면 헛배가 부르고 트림이 나며 식욕이 떨어지는 등의 증상이 나타난다. 화병이 생기면 무언가가 위로 치밀어 올라 입이 쓰고 건조하며 머리가 아프고 조급해지며 답답하고 항상 옆구리가 그득한 느낌이 든다. 가끔씩 목에 무언가가 걸린 듯하지만 뱉어 내거나 삼킬 수 없는 증상도 나타난다.

허약하여 생긴 증상은 만성 우울증으로, 정신적으로 불안정한 것과 체수분이 부족하여 화가 왕성해지는 증상으로 구분할 수 있다. 만성 우울증은 기력이 소모되어 심신을 돕지 못해 정신이 흐릿하고 슬픔에 빠져 있고 잘 울고 피곤하다. 체수분이 부족하여 나타나는 우울증은 현기증이 나고 가슴이 두근거리며 초조하고 쉽게 화를 내고 잠을 이루지 못하는 증상이 나타난다.

 우울증에 좋은 약차와 약재의 효능

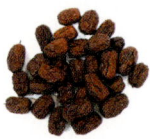

대추차 / 대추 대추의 단맛이 긴장을 풀어 주고 정신을 안정시켜 흥분을 가라앉혀 줄 뿐만 아니라

히스테리 등의 갱년기 증상에도 현저한 반응을 보인다. 대추 20g을 물에 넣고 1시간 정도 달여서 하루 3회 공복에 마시면 좋다.

인삼차 / 인삼 인삼 10~12g을 물에 넣고 달여 하루 3회 공복에 마시면 몸과 마음이 안정되고 기력이 되살아나 우울증 치료에 효과를 볼 수 있다. 여기에 대추를 넣어 함께 끓여 마시면 더욱 효과가 좋다. 단, 체질에 맞아야 한다.

감자 비타민C가 풍부하여 스트레스로부터 몸을 지켜주고 부신에서 생성되는 부신피질 호르몬의 활동을 촉진하여 우울증에 도움이 된다. 또 판토텐산이라는 성분도 들어 있어서 부신에 비타민C가 축적되는 것을 도와준다. 뇌의 작용을 정상적으로 유지시켜 주는 비타민B_1도 풍부하여 불안과 초조, 스트레스 등에 시달리는 현대인에게 좋다.

달래 비타민과 무기질이 골고루 함유되어 있고, 특히 비타민C와 칼슘이 풍부해서 신경 안정 효과가 좋다. 된장국에 넣어 끓여 먹거나 나물로 먹으면 좋고, 생즙을 내어 마시면 더욱 좋다.

우유 우유를 먹으면 보채던 아이도 금세 잠이 든다. 이는 우유가 분해되면서 생기는 카조모르핀 성분에 의한 것으로, 카조모르핀은 정신을 안정시키고 마음을 편안하게 해 주는 역할을 한다. 또한 우유에는 신경을 안정시키고 흥분을 가라앉혀 주며 중추 신경의 기능을 촉진하는 칼슘이 풍부하여 우울증에 도움이 된다.

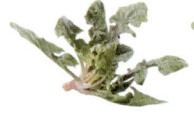
• 시금치 풍부한 칼륨이 신경을 안정시키고 초조한 기분을 해소해 준다.

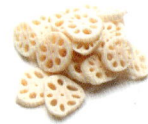
• 연근 신경을 안정시키고 피로를 풀어 주는 효능이 뛰어나 우울증에 도움이 된다.

• 호두 호두에는 지방을 비롯해 단백질, 칼슘, 비타민이 풍부하게 함유되어 있어 감정 변화로 인한 기복을 안정시켜 준다. 중국에서는 심신이 피로하거나 기운이 없을 때 몸속에 부족한 양기를 보충하기 위해 조양약(助陽藥)이라는 것을 먹는데, 여기에도 호두가 들어간다. 연구 결과에 의하면 호두는 불면증과 노이로제에도 효과가 있다고 한다. 호두와 검은 참깨, 뽕잎을 각 30g씩 넣고 곱게 갈아서 하루에 1스푼씩 먹으면 효과를 볼 수 있다. 하루에 2알 정도 먹는 것이 적당하다.

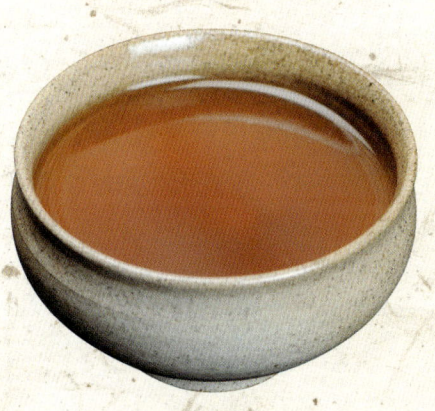

대추차
복통 · 설사, 불면증, 콧물 · 축농증,
만성 피로, 우울증

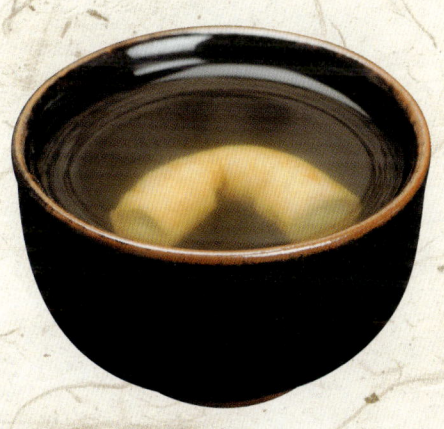

인삼차
만성 피로, 콧물 · 축농증, 당뇨,
심계 · 정충, 우울증

눈

충혈 · 안구 건조증

　이제 안경은 더 이상 눈이 나빠서 어쩔 수 없이 써야만 하는 족쇄가 아니다. 눈이 좋은 사람도 이미지 개선이나 향상을 위해 안경을 쓰고 패션의 수단으로 도수 없는 안경을 착용하여 패션을 완성하기도 한다. 눈이 좋지 않은 사람 중에서도 불편한 안경 대신 렌즈를 끼거나 영구적으로 안경을 벗기 위해 라식이나 라섹 등의 안과 수술을 받는 경우도 많다. 그 결과 예전에는 없던 질환이 생기거나 예전에는 발생 빈도가 낮았던 질환의 빈도가 대폭 증가하는 경우가 많아졌다. 원인은 다양한데, 하루 종일 컴퓨터 앞에 앉아서 생활하는 시간이 많고, 여유 시간에도 눈을 쉬게 하기보다 눈을 혹사시키는 생활을 많이 하는 것을 주요 원인으로 꼽을 수 있다. 렌즈의 오랜 착용으로 안구가 건조해지고 예민해져서 조금만 피곤해도 눈이 충혈되는 증상을 호소하는 사람도 많다.

이들 증상에는 간의 열을 없애 주는 음식이나 눈을 촉촉하게 해 주는 음식을 먹는 것이 좋다. 눈을 혹사시키지 않는 생활을 하는 것은 물론이고 식습관의 개선도 이루어져야 빠른 효과를 볼 수 있다. 기름진 음식이나 술, 커피, 인스턴트식품은 간에 열이 쌓이게 하므로 피하는 것이 좋다.

충혈 · 안구 건조증에 좋은 약차와 약재의 효능

구기자차 / 구기자 구기자는 건강차의 재료로 많은 사람들이 즐기는 약재다. 맛도 좋고 빛깔도 좋은 구기자는 눈의 피로를 풀어 주고 충혈된 눈을 가라앉히는 효과가 있다. 물 1L에 구기자 20g을 넣고 약한 불에서 20분 정도 끓여 마시면 된다.

결명자차 / 결명자 눈물이 자주 흐르거나 눈이 아프고 충혈되는 것을 방지해 준다. 특히 안구 건조증에 효과가 좋다. 물 2L에 결명자 20g을 넣고 끓여서 차처럼 마시면 효과를 볼 수 있다. 단, 결명자는 성질이 차므로 대장 기능이 약하고 평소에 추위를 많이 타는 사람은 섭취를 피한다.

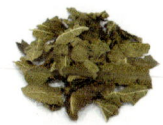

뽕잎차 / 뽕잎 성질은 차고 독이 없으며 맛은 쓰면서 단맛이 있는데 열이 나거나 머리가 아픈 증

상, 안구가 자주 충혈되는 증상을 제거한다. 열로 인한 기침에도 효과가 있다. 구갈이 있을 때 차로 달여 마셔도 효과를 볼 수 있다. 말린 뽕잎 2~3g에 끓여서 식힌 물 500ml를 넣고 우려 마신다.

• • 감자 시력을 좋게 해 주므로 업무 스트레스나 공부로 인해 시력이 떨어지는 사람에게 추천할 만하다. 삶아서 먹거나 국에 넣어 먹는 것이 좋다.

• • 달걀 노른자 달걀 노른자에는 다량의 비타민A군이 들어 있다. 눈을 구성하는 성분도 들어 있어서 시력이 저하되고 있거나 뿌옇게 보이는 증상이 있을 때 식사 때마다 챙겨 먹으면 좋다.

• • 당근 비타민A가 풍부해서 눈이 침침한 사람이 먹으면 효과가 좋다. 당근에 들어 있는 비타민은 지용성이어서 기름에 조리해 먹으면 더욱 흡수율이 높아진다. 주스로 이용할 때도 올리브유 한 방울을 떨어트려 마시면 더욱 효과적이다.

• • 치즈 유제품도 눈에 아주 좋은 식품이다. 몸에 피로가 누적되는 것도 시력이 저하되는 요인 가운데 하나인데, 유제품은 이를 막아 주는 효과가 있다. 눈에

좋은 비타민A와 빈혈을 없애 주는 철분도 풍부하다.

여기서 잠깐 눈 건강을 위한 생활 속 작은 습관

1 집이나 사무실은 공기가 건조해지지 않도록 가습기를 사용해 실내 습도 조절에 신경을 쓴다.
2 눈에 좋은 오메가-3와 오메가-6 지방산이 많이 들어 있는 등 푸른 생선을 많이 먹고 견과류를 충분히 섭취한다.
3 오염된 공기에 노출되지 않도록 신경 쓰고, 눈을 자주 쉬게 해 주고 숙면을 취한다.
4 독서를 하거나 텔레비전을 볼 때, 컴퓨터 모니터를 볼 때는 지나치게 오래 응시하지 말고 중간중간 눈을 마사지하거나 휴식을 취한다.

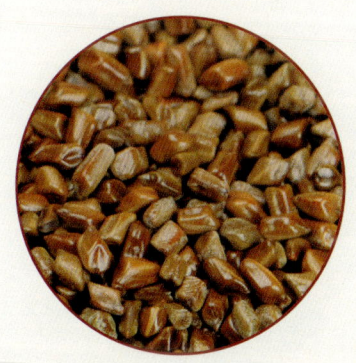

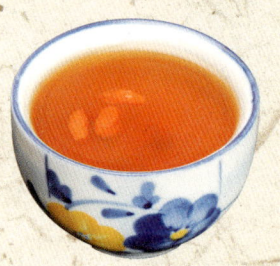

구기자차
만성 피로, 빈혈, 이명,
충혈·안구 건조증, 무릎 통증

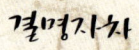

결명자차
전립선 비대증, 충혈·안구 건조증

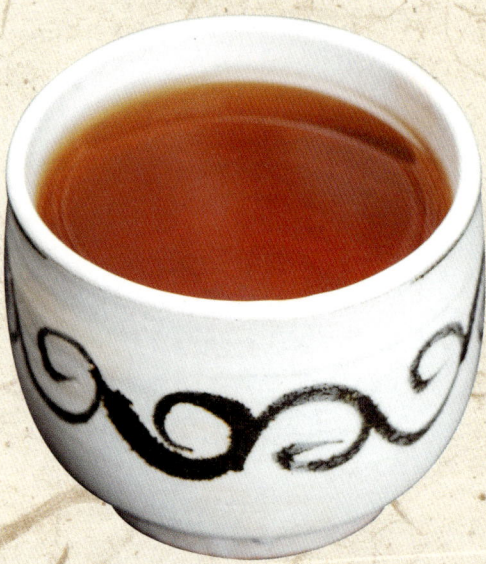

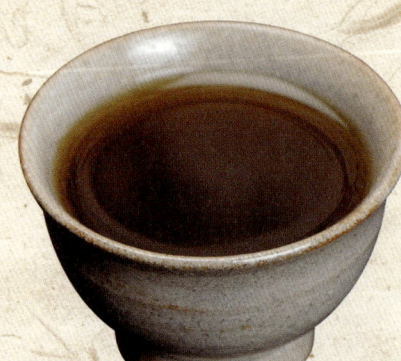

뽕잎차
충혈·안구 건조증

귀

이명

 갈수록 여름 더위가 강해지면서 매미 소리를 듣는 횟수도 예전보다 많아졌다. 문제는 여름의 상징이었던 매미소리가 지금은 소음 수준에 이르렀다는 것이다. 그런데 여름에만 듣는 매미 소리를 매일 듣는 사람이 있다. 한의학적 병명으로 이명(耳鳴)이라고 하는 증상이 이것이다. 귀에서 매미 소리 또는 여러 가지 소리가 나는 증상을 말하는데, 크게 기가 허약해서 생기는 것과 기능이 항진되어 생기는 것으로 나눌 수 있다.

 한의학에서 귀는 오장육부 가운데 신장과 밀접한 관련이 있다. 그래서 신 기능이 약하면 허화가 치밀어 올라서 이명이 생기는데, 보통 머리가 어지럽고 눈앞이 아찔하며 허리가 아프며, 맥이 가늘고 약한 증상을 수반한다. 화를 많이 내면 간 기능이 손상되어 간과 담의 화가 위로 치밀어 올라 귀에서 종이나 북소리 같은 것이 들리는데, 이것은 간 기능이 항진되어 생긴 증상에 속한다.

귀가 잘 들리지 않는 것은 대개 신장 이상이 원인이지만 심장이나 폐, 간장, 그리고 담 기능이 좋지 않아도 이런 증상이 나타날 수 있다. 심맥이 강하지 못하면 귀에서 소리가 나고, 근심이 있거나 생각을 많이 하면 심이 손상되어 피가 모자라게 되는데, 이렇게 되면 이명이 생기고 귀가 잘 들리지 않는다. 폐의 기운이 약하거나 간기가 치밀어 오르면 머리가 아프고 귀를 먹는다는 말도 있고, 간과 담에 열이 있으면 기가 귀로 올라가 귓병이 생기기도 한다.

이명에 좋은 약차와 약재의 효능

구기자차 / 구기자 신음허로 인한 이명 환자에게 좋다. 매미소리나 금속성 기계음 등 고음의 이명이 있는 신허이명 환자에게 특히 좋다. 물 1L에 구기자 20g을 넣고 끓여서 장복하면 잔병이 없어지고 고혈압에도 효과를 볼 수 있다.

산약산수유차 산약(마 말린것)과 산수유를 섞어 끓인 차로, 이명을 비롯해 신경통, 산후풍, 빈혈, 거친 피부 등에 효과적이다. 감기 예방과 정력 증진, 식은땀에도 효과가 있다. 산수유는 자양강장, 노화 방지, 피로 회복, 식욕 증진, 보정 등의 효과가 있어서 신장 기능이 약해졌거나 노인들의 귀울림 증상에 효과가 있다. 산약과 산수유를

2 : 1 비율로 넣고 끓여서 수시로 마시면 좋다.

여정자차 / 여정자 여정자는 예부터 음액을 보태는 데 양호한 약재로 꼽혀 왔다. 이명과 신경 쇠약증에 효과가 있고 성기능 감퇴를 다스리는 효과도 있다. 남성의 발기부전이나 소갈병, 변비 등에도 응용하면 좋은 효과를 기대할 수 있다. 여정자 9~15g을 달여 하루 2~3회 마시면 된다.

여기서 잠깐 — 이명 예방을 위한 생활 속 작은 습관

1 큰 소음에 노출되는 것을 피한다.
2 정기 검진 결과 고혈압이 있으면 조절해야 한다.
3 식사 시에 염분 섭취를 줄인다.
4 커피나 콜라, 담배처럼 신경을 자극하는 식품의 섭취를 피한다.
5 혈액 순환을 원활하게 하기 위해 매일 적당한 운동을 한다.
6 적절한 휴식을 취하고 무리하지 않는다.
7 두려워하지 말고 치료에 적극적으로 임한다.
8 신경 써야 하거나 스트레스를 받는 상황은 피한다.
9 지나치게 조용한 장소에 있으면 자꾸 신경을 쓰게 되므로 너무 조용한 곳에 있는 것은 피한다.

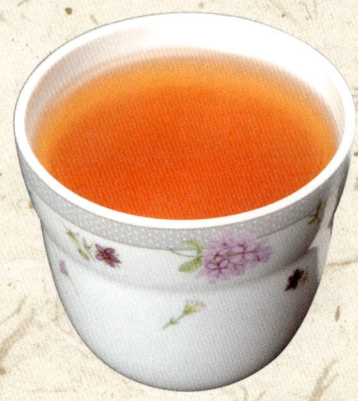

구기자차
만성 피로, 빈혈, 이명,
충혈·안구 건조증, 무릎 통증

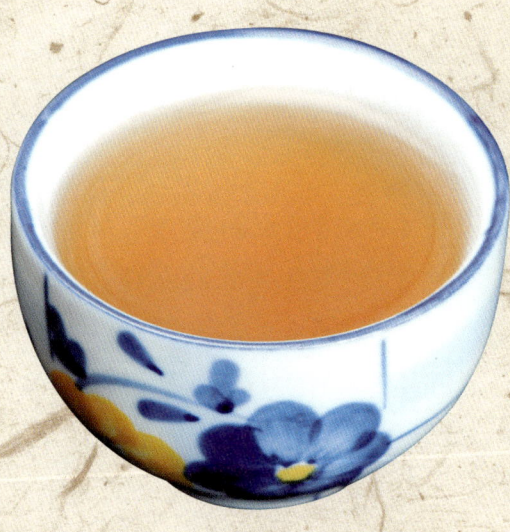

산약산수유차
이명

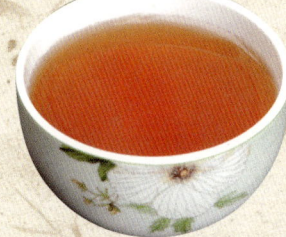

여정자차
이명

입

구취(입냄새)

입에서 좋지 않은 냄새가 나는 것은 단순히 양치질을 소홀히 했거나 하지 않았기 때문이 아니다. 한의학에서는 구취의 원인을 여러 가지로 보고 있는데, 위에 열이 많거나 소화 기관에 문제가 있는 것도 주요 원인이다. 잇몸 염증이나 치주염, 구강 점막염 등의 구강 질병도 입냄새의 원인이 되며, 설태가 끼거나 위장염이나 위궤양 등의 위장 질환 때문에도 입냄새가 난다. 간이 좋지 않아 입냄새가 날 수도 있으므로 다른 기관에 문제가 있는지도 확인해 보는 것이 좋다.

구취에 좋은 약차와 약재의 효능

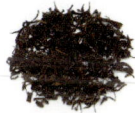

녹차 녹차는 성질이 차가워서 위장에 열이 쌓여 생기는 입냄새를 막아 주고, 플라보노이드 성분이

들어 있어서 치아와 잇몸을 건강하게 해 준다. 가글용으로 사용할 때는 좀 더 진하게 우려서 사용하는 것이 좋다. 단, 카페인이 들어 있어 지나치게 많이 마실 경우 불면증이 올 수 있으므로 하루 3~4잔 정도만 마시는 것이 적당하다.

•• 죽엽차 / 죽엽 시원한 기운을 담고 있는 대나무 잎 10g을 주전자에 넣고 물을 부어 달여 마신다. 식후에 녹차를 마시거나 술을 많이 마시는 사람은 유자차를 마시는 것도 도움이 된다.

•• 배즙차 / 배 인슐린이 부족해지면 혈액 내에 당이 쌓여 입 안이 바짝바짝 말라 물을 자주 찾게 된다. 입 안이 건조해지면 입냄새가 심해질 수 있는데, 배를 강판에 갈아 즙을 내서 꿀을 넣어 차처럼 마시면 좋다. 당뇨병으로 인해 단내가 섞인 구취가 날 때 좋은 차다.

•• 율무차 / 율무 율무는 간의 열을 내리는 데 좋은 식품으로, 달걀 썩은 것 같은 냄새가 날 때 마시면 좋다. 율무쌀을 볶아서 가루로 만들어 끓는물에 타서 마시면 된다. 꿀이나 설탕을 타서 마셔도 된다. 밥에 넣어 먹거나 죽으로 이용해도 좋다.

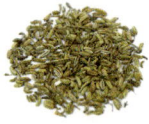

•• 회향차 / 회향 회향 씨는 입냄새를 제거하는 효과

가 있으며, 신장과 방광을 따뜻하게 해 주므로 신부전증이나 신장염 치료에도 효과가 좋다. 특히 감정의 기복이 심하거나 구취가 심할 때 마시면 좋다. 회향 1~2g을 뜨거운 물 한 잔에 넣고 우려 마시면 된다. 단, 변비가 심한 사람은 섭취를 삼가는 것이 좋다.

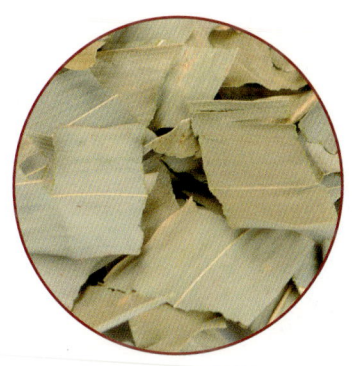

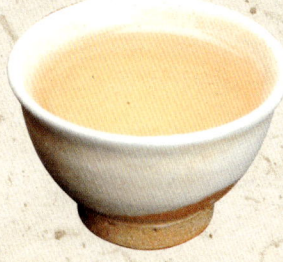

녹차
구취, 숙취, 집중력 상승, 탈모

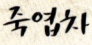

죽엽차
구취, 피부 탄력

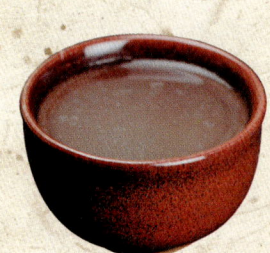

배즙차
구취

율무차
관절염, 구취, 기미·주근깨, 냉방병,
무릎 통증, 다이어트

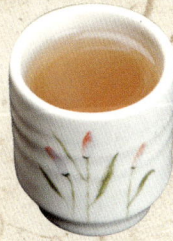

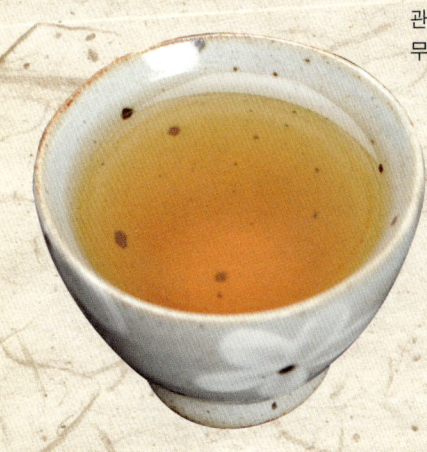

회향차
구취

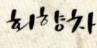

소화 불량

소화 불량은 현대인이 가장 많이 호소하는 증상으로, 속 쓰림, 트림, 더부룩함, 구역질, 헛배부름 등 다양한 증상을 포함한다. 이는 모두 소화 기관의 기능이 원활하지 않기 때문에 발생하며, 위의 소화력이 떨어져 생기는 기능성 소화 불량인지, 위궤양이나 십이지장 궤양, 췌장염 등으로 인한 소화 불량인지를 알아야 적절한 치료를 할 수 있다. 위 점막이 손상되면 얼굴빛이 노래지면서 기미나 잡티가 생기고 심하면 두통을 호소하기도 한다. 이때는 소화에 도움이 되는 참마나 매실 등을 먹는 것이 좋다. 하지만 증상이 심해 구토나 체중 감소 등의 증상이 나타날 때는 위궤양 등의 다른 질병을 의심해 봐야 한다. 특히 소화 불량과 함께 두통이나 구토, 설사가 동반될 때는 함부로 약을 먹지 말고 정확한 진단을 받은 뒤에 식이요법을 병행해야 질병을 조기에 치료할 수 있다.

소화 불량에 좋은 약차와 약재의 효능

산약차 / 산약 산약은 은은한 단맛이 나고 성질이 따뜻하다. 위장과 폐를 따뜻하게 해 주므로 소화 불량으로 인해 기운이 떨어졌을 때 먹으면 기운을 북돋울 수 있다. 가루로 만들어 두었다가 1~2스푼씩 우유나 두유에 타서 아침 식사 대용으로 마시면 공복으로 인한 속 쓰림이 줄어들고 위에 부담도 되지 않는다.

● ● **생강차 / 생강**   민간에서는 생강을 종합 위장약이라고 할 정도로 소화 불량에 두루 이용한다. 생강 특유의 매운 성분이 위 점막을 자극하여 소화액의 분비를 촉진하고 구토를 가라앉혀 주기 때문에 구토를 동반한 소화 불량에 효과가 좋다. 생강 한 톨에 물 4컵을 붓고 약한 불에 15분 정도 끓여 마시면 된다. 단, 따뜻한 성질이 강하므로 혈압이 높거나 몸에 열이 있는 사람은 많이 먹지 않는 것이 좋다.

● ● **달래**   달래는 혈액 순환을 도와 위장을 튼튼하게 하고 소화기를 따뜻하게 해 준다. 달래를 많이 먹으면 식욕이 좋아지고 소화가 잘된다. 국을 끓이거나 죽을 만들어 먹어도 소화에 도움이 된다.

● ● **무**   무에는 전분을 분해하는 아밀라아제가 풍부하여 탄수화물을 많이 섭취하여 속이 더부룩할 때 한 조각씩 먹으면 좋다. 지방을 분해하는 리파아제도 풍부하여 기름진 음식에 무를 넣으면 소화 흡수가 잘되고 느끼함과 더부룩함도 줄어든다.

여기서 잠깐   산사나무 전설

옛날 중국의 어느 산골 마을에 계단식 밭을 일구어 살아가는 일가가 있었다. 그 집에는 아들이 둘 있었는데 장남은 세상을 떠난 전처가 남기고 간 아이였고, 차남은 지금의 부인인 계모가 낳은 아이였다. 그런데 후처의 눈에는 장남의 모든 행동이 눈에 거슬렸다. 장남만 없으면 자신이 낳은 아이에게 재산을 전부 물려줄 수 있을 텐데 하는 생각이 들었다. 결국 후처는 은밀히 장남을 죽여 버리기 위해 매일 궁리를 했다. '무슨 좋은 방법이 없을까? 흉기로 찔러 죽일 수도 없고, 그렇다고 강에 밀어 넣을 수도 없고…….' 하루하루 생각에 생각을 거듭한 끝에 그녀는 한 가지 방법을 생각해 냈다.

'옳거니! 나쁜 병에 걸리게 하여 죽이면 되겠구나.'

때마침 남편에게 일이 생겨 오랫동안 집을 비우게 되었다. 아버지는 아이들에게 "내가 없는 동안 어머니 말씀 잘 들어야 한다."는 말을 남기고 집을 떠났다. 남편이 대문을 나서자마자 후처는 곧장 장남에게 말했다.

"아버지가 집을 떠나 계시는 동안 할 일이 많다. 그러니 너도 거들어야겠다."

"예, 어머니. 제가 무슨 일을 하면 되나요?"

"너는 아직 어리니까 산에 가서 밭을 일구는 것이 좋겠구나. 밥은 내가 싸 주마."

그날부터 장남은 비가 오나 눈이 오나 바람이 부나 매일 산에 올라가 밭을 일구었다. 잔인한 계모는 매일 설익은 밥을 싸서 달려 보냈다. 하루 종일 산에서 고된 일을 하느라 힘든 데다 설익은 밥을 먹으니 소화가 될 리가 없었다. 장남은 배가 아프고 당겼지만 어쩔 수 없었다. 날이 갈수록 장남의 몸은 마르고 수척해져만 갔다. 견디다 못한 장남이 어느 날 계모를 향해 말했다.

"어머니, 요즘 계속 설익은 밥을 먹었더니 배가 아파 견딜 수가 없어요."

말이 끝나기 무섭게 계모는 눈에 쌍심지를 돋우고 욕을 퍼부어대기 시작했다.

"뭐가 어쩌고 어째? 밭일도 변변히 못하는 주제에 밥투정은 잘하는구나! 먹기 싫으면 먹지 않아도 된다."

장남은 아무런 대꾸도 하지 못하고 다시 설익은 밥을 허리에 차고 산으로 올라갔다.

마침 산에는 산사나무가 무성하게 자라 있었다. 장남은 설익은 밥이 목으로 넘어가지 않아 산사나무 열매를 몇 개 따서 먹었다. 그런데 어찌된 일인지 허기도 가시고 구갈도 없어지는 것이 아닌가. 그날부터 매일 산사나무 열매를 먹었더니 아프고 당기던 증상이 사라지고 어떤 음식을 먹어도 소화가 잘되는 것이었다.

계모는 이상하게 생각했다. '아니 어째서 저 아이가 죽지 않는 거지? 오히려 요즘 들어 부쩍 살이 찌고 혈색도 좋아지는걸. 어쩌면 하느님이 저 아이를 지켜주고 있는지도 몰라.'

겁이 덜컥 난 계모는 그날부터 사악한 마음을 버리고 다시는 장남을 죽이려 하지 않았다고 한다.

그리고 몇 달이 지나 아버지가 돌아왔다. 장남은 지금까지 있었던 일과 산사나무 열매는 틀림없이 약이 된다고 자신 있게 말했다. 영리한 장남은 직접 산사나무 열매를 따다 가루를 내어 약으로 만들어 팔았다. 그 후 산사나무 열매는 위장 활동을 조절하고 소화를 돕는 약이라는 평가를 받게 되었다.

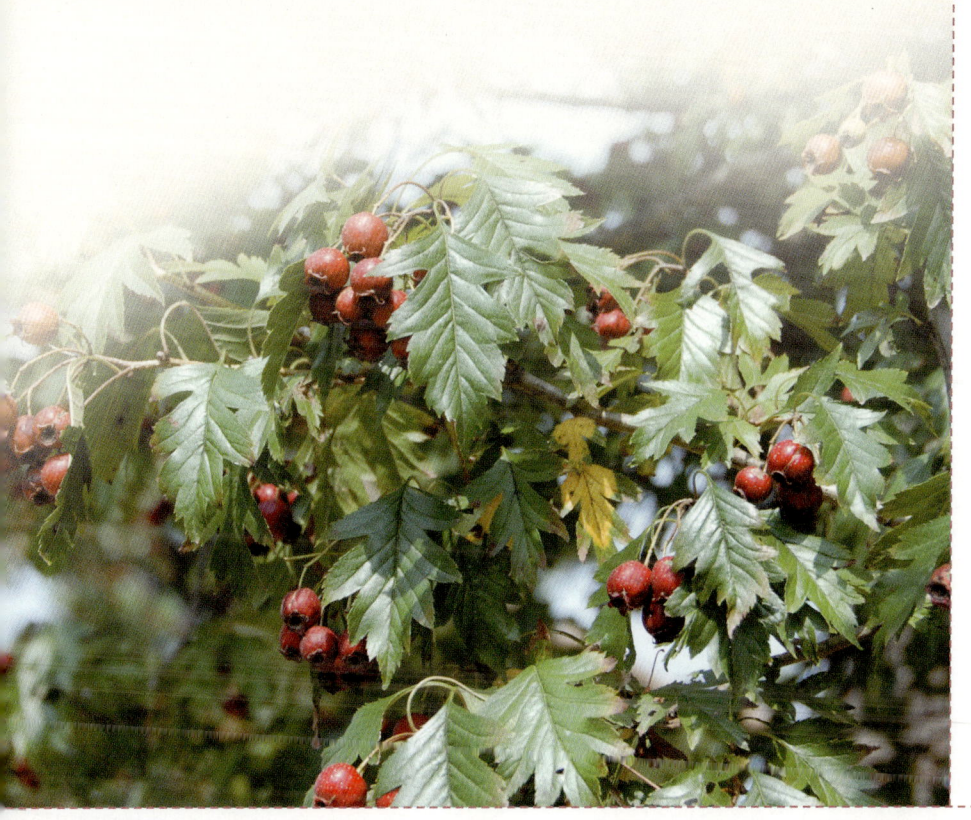

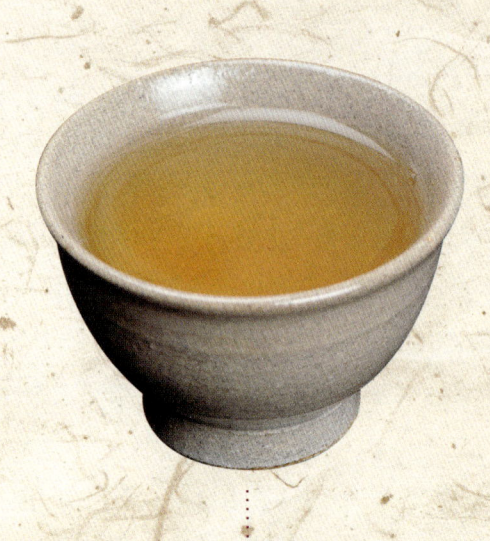

산약차
소화 불량, 다이어트

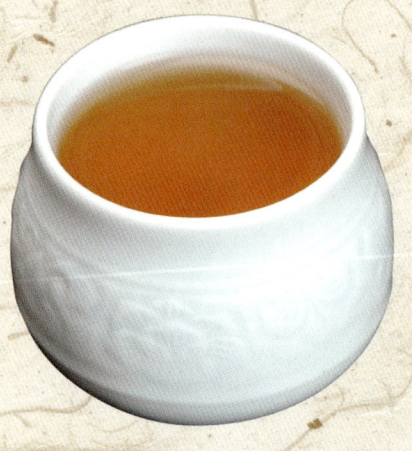

생강차
냉방병, 목 통증, 생리통, 소화 불량,
콧물 · 축농증

코

콧물 · 축농증

 환절기만 되면 감기로 고생하는 사람들이 있다. 특히 황사의 영향으로 공기 중에 미세 먼지가 많아져서 호흡기 계통의 질환으로 고통을 겪는 사람들이 증가하는 추세다. 콧물감기, 목감기, 기침감기 등 증상이 다양하고 복잡하지만 공통적인 증상은 열이 난다는 것이다. 이는 몸속의 염증을 잡기 위해 우리 몸이 저항하는 자연스러운 반응이다.

 한의학에서는 감기를 한증과 열증으로 나눈다. 한증은 열이 나고 오한이 오며 머리가 아프고 땀이 없으며 코가 막히고 재채기가 나고 콧물이 나고 목이 칼칼하며 기침이 나고 뼈마디가 쑤시면서 갈증이 없다. 열증은 열이 나고 머리가 아프며 바람과 추위를 싫어하고 저절로 땀이 나며 코가 막히고 목이 심하게 아프며 기침을 하고 갈증이 나며 누런 가래가 끓고 혀가 붉어지는 증상이 나타난다.

🫖 콧물·축농증에 좋은 약차와 약재의 효능

•• 모과차 / 모과(목과) 만성 기침에 효과가 있으며, 꾸준히 마시면 목이 건강해진다. 체력이 약하고 천식이 있는 사람에게도 좋다. 떫은맛 성분인 탄닌은 설사를 막아 주지만 변비를 악화시킬 수 있으므로 오랫동안 복용하는 것은 좋지 않다. 말린 모과를 끓여 꿀을 타서 마시거나 모과청 1스푼을 뜨거운 물에 타서 마신다.

•• 대추차 / 대추 맥아당 등의 당분이 함유되어 있는 대추차는 비염에 좋은 차로, 성질이 따뜻해 혈액순환을 도와 몸을 따뜻하게 해 준다. 물 300㎖에 대추 5개를 넣고 약한 불에서 약 2시간 정도 달이면 된다. 대추가 완전히 흐물흐물해질 때까지 푹 고아서 보자기 등에 꼭 짜서 거른 뒤 다시 20분 정도 약한 불에 끓이면 진하고 달콤한 대추 진액이 완성된다. 이 진액을 물에 타서 먹으면 비염성 감기에 효과를 볼 수 있다. 대추 자체에 당분이 많이 들어 있으므로 꿀이나 설탕은 첨가하지 않아도 된다.

•• 생강차 / 생강 코감기에 걸렸을 때 먹으면 코 막힘과 재채기, 기침, 가래 등이 가라앉는다. 이는 생강의 따뜻한 성질이 몸의 열을 발산시키고 막힌 기운을 풀어 주기 때문이다. 그러므로 평소에 몸이 차서 감기에 자주 걸

리는 사람이 마시면 좋다. 크기가 크고 속살이 하얀 생강을 골라 깨끗이 씻어서 껍질을 벗긴 뒤 얇게 저민 생강을 넣고 푹 끓여 꿀이나 설탕을 타서 마시면 된다. 호두와 함께 끓여 먹어도 좋다.

인삼차 / 인삼 기력을 보충하는 데 인삼만큼 좋은 약재도 없다. 인삼차는 일교차가 심한 환절기에 기운을 북돋우는 데 효과가 좋다. 단, 열이 많은 사람은 부작용이 있을 수 있으므로 주의해야 한다. 물 500ml에 인삼 10g을 넣고 달여 마시거나 따뜻한 물 한 잔에 인삼 가루 1~2스푼을 타서 마시면 감기를 치료하는 데 도움이 된다.

갈근차 / 갈근 갈근차는 우리나라 산과 들 어디에서나 볼 수 있는 칡을 재료로 한다. 칡뿌리의 껍질을 벗겨 햇볕에 말린 것을 갈근(葛根)이라고 하는데, 갈근 20g에 물 1L를 넣고 끓이다가 색이 갈색으로 변하면 따라서 꿀이나 설탕을 첨가해 마시면 된다.

소금물 축농증으로 인해 콧물이 흐르고 콧속에 염증이 있을 때는 코에 소금물을 넣고 목으로 뱉는 행위를 반복하면 증상 완화에 도움이 된다. 이때는 일반 소금보다는 정제하지 않은 천일염이나 구운 소금을 이용하는 것이 좋다. 고통스럽긴 하지만 효과가 크다. 막힌 코를 뚫어 줄 뿐만 아니라 염증 부위를 살균해 주는 효과도 있다. 이렇게 하는 것이 힘든 사람은 끓는 물에 가제를 적시거나 작은 수건을 담 갔다가 짜서 코를 덮어 건조해지는 것을 막는다.

• • 파뿌리 증상이 약한 초기 코감기에 좋은 약재로, 감기 초기의 오한이나 코감기 또는 기침이 시작될 때 먹으면 증상이 심해지지 않는다. 비타민과 칼슘이 풍부해 감기에 대한 면역력을 기르는 데 좋다. 특히 파뿌리와 흰 대는 매운맛이 있어서 폐에 있는 나쁜 기운을 발산시킨다.

여기서 잠깐 감기에 걸렸을 때 금해야 할 것

《동의보감(東醫寶鑑)》에는 감기에 걸렸을 때 조심해야 할 것에 대해 언급되어 있다.

1 감기에서 갓 나은 뒤에는 죽만 약간 섭취하여 약간 배고픈 감이 있게 해야 하며, 포식해서는 안 된다. 과식하면 감기가 재발할 수 있다.
2 아침에 지나치게 일찍 일어나지 말고, 목욕은 오랫동안 하지 않는 것이 좋다. 말을 많이 하거나 과로하는 것도 좋지 않다.
3 감기에서 나은 뒤에는 양고기나 닭고기, 개고기, 기름진 물고기, 각종 뼈를 우려낸 국물, 젓갈 등 자극적인 음식은 자제하는 것이 좋다.

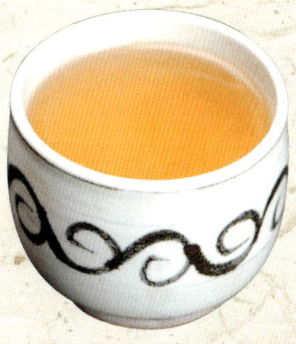

목과차
관절염, 목 통증, 콧물 · 축농증, 허리 통증

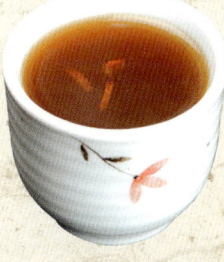

대추차
복통 · 설사, 불면증, 콧물 · 축농증, 만성 피로, 우울증

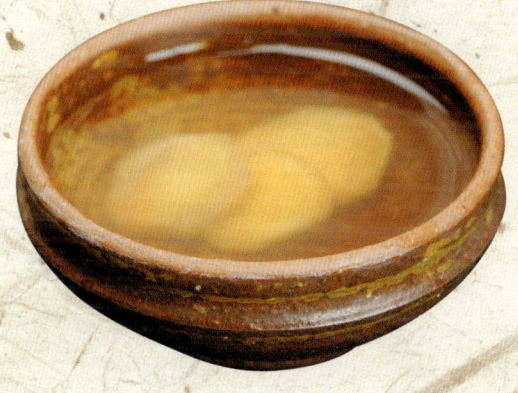

생강차
냉방병, 목 통증, 생리통, 소화 불량, 콧물 · 축농증

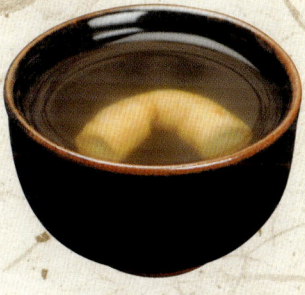

인삼차
만성 피로, 콧물 · 축농증, 당뇨, 심계 · 정충, 우울증

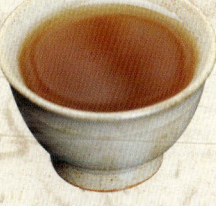

갈근차
갱년기 증상, 숙취, 콧물 · 축농증, 냉방병

목

목 통증

목이 부어오르고 아픈 모든 증상을 통칭하는 것으로, 목이 막히기 때문에 음식물을 삼키기가 어렵고 심한 경우 음식물을 삼키지 못하는 증상을 말한다.

목이 붓는 증상은 기능이 항진되어 생긴 열증과 기능 허약으로 인해 만성적으로 생긴 허증으로 크게 구별된다. 열증으로 인한 증상은 목구멍이 벌겋게 부어오르고 뜨거우며 음식물을 삼키기 어렵고 아프다. 동시에 머리가 아프고 오한과 발열 등의 전신 증상이 나타난다. 만성적인 허증은 폐와 신장의 기능 저하로 허열이 치밀어 올라 생긴다. 주요 증상은 목이 붓고 만성적으로 충혈이 되며 목 속에 항상 가래가 있는 것 같으나 쉽게 해소되지 않고 음식을 삼키는 것이 순조롭지 않다.

🍵 목 통증에 좋은 약차와 약재의 효능

• 레몬차 / 레몬 비타민C가 풍부한 차로, 특유의 신맛이 갈증을 없애 주고 기 순환을 도와 오래된 기침에 효과를 발휘한다. 레몬을 얇게 썰어 꿀과 설탕에 재워 두었다가 따뜻한 물에 타서 마시면 된다.

• 길경차 / 길경(도라지) 길경은 당분과 섬유질, 칼슘과 철분이 많은 우수한 알칼리성 식품으로 기침감기에 특효가 있다. 말린 도라지 30g에 감초 10g과 물 3컵을 넣고 끓여 마시면 된다. 기호에 따라 꿀을 첨가해도 좋다. 도라지를 쌀뜨물에 담가 두었다가 적당한 크기로 잘라 볶아 먹어도 되고, 기침이 심해 목이 붓고 쉬었을 때는 달여서 그 물을 마시거나 입 안을 헹구면 효과를 볼 수 있다.

• 모과차 / 모과 모과는 통증과 염증을 다스리는 효과가 있어서 편도선이 부어서 생긴 목 통증을 치료하는 데 좋다. 천식이나 기관지염, 기침, 가래 등으로 인해 건조해진 목을 부드럽게 하는 효과도 있다. 단, 장에서 수분을 끌어당기고 소변을 농축하는 성질이 있으므로 변비가 있거나 신장이 약한 사람은 먹지 않는 것이 좋다. 말린 모과를 끓여서 꿀을 첨가하여 마시거나 모과청 1스푼을 뜨거운 물에 타서 마시면 된다.

••**박하차 / 박하** 기관지염에 좋은 차로 코 막힘을 개선하고 비강 내 염증을 개선해 주며, 목이 쉬거나 기관지가 약한 사람에게 매우 좋다. 박하 한 줌을 물에 달여서 하루 3~4회 정도 마시면 된다. 향을 즐기는 차이므로 박하의 양은 기호에 따라 가감하면 된다.

••**생강차 / 생강** 생강은 가래가 목 뒤로 넘어가는 증상을 치료하는 데 좋다. 생강은 따뜻한 성질이 있어서 감기로 인해 오한이 들거나 기침이 심할 때 먹으면 좋다. 특히 묵직한 가래가 목 뒤로 넘어가는 후비루 증상으로 목이 아프고 답답할 때 모과와 생강을 함께 끓여 마시면 증상을 완화할 수 있다. 달인 생강을 꿀과 함께 따뜻한 물에 타서 마시면 된다.

••**행인차 / 행인(살구씨)** 가래나 천식, 기침을 가라앉히는 등 기관지에 좋은 차다. 행인 40g에 물 1L를 부어 2~3시간 정도 달여 마시면 된다. 단, 한 가지 주의할 것은 행인 끝부분에는 시안화칼륨이라는 성분이 들어 있으므로 반드시 따뜻한 물에 불려서 끝부분은 잘라내고 깨끗하게 닦아서 사용해야 한다는 것이다. 빈혈이나 설사가 있는 어린아이의 경우에도 섭취를 피하는 것이 좋다.

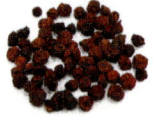

••**오미자차 / 오미자** 감기의 특효약으로 불리는 차

로, 기관지에 특히 좋다. 면역력 증강에 도움을 줄 뿐만 아니라 천식과 기침에도 효과가 좋다. 오미자 30g에 물 4컵을 붓고 30분 이상 달이면 빨간색 물이 우러나오는데, 이것을 하루에 3회 정도 마시면 오래 지속된 기침에 효과를 볼 수 있다.

유자차 / 유자 기침이 날 때 마시면 좋은 차라고 대중적으로 많이 알려져 있는 차다. 기관지염에 좋으며, 비타민C가 풍부해 피부에 좋고 특히 목을 가라앉히는 데 효과적이다. 시중에 판매하는 유자차를 구입하여 수시로 마셔도 좋고, 유자 열매를 5mm 두께로 얇게 썰어서 꿀이나 설탕에 재워 놓았다가 물에 타서 먹어도 좋다.

무 무는 항균 작용을 하는데, 여기에 꿀을 첨가하면 꿀의 살균 작용까지 더해져 감기에 더 큰 효과를 발휘한다. 무를 껍질째 1cm 두께로 얇게 썰어 그릇에 담아 무가 잠길 정도로 꿀을 붓고 밀봉하여 그늘진 곳에 2~3일 간 두면 된다. 이렇게 하면 무꿀청이 만들어지는데, 이것을 따뜻한 물에 타서 마시면 감기에 효과를 볼 수 있다.

호두 호두에는 식물성 지방이 60% 정도 들어 있으며, 단백질 · 탄수화물 · 칼슘 · 인 함량도 풍부하다. 목이 아플 때 먹으면 통증이 줄어든다.

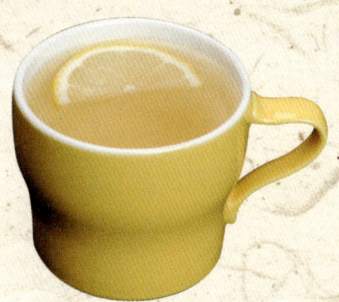

레몬차
목 통증, 춘곤증 · 알레르기

길경차
냉방병, 목 통증, 여드름

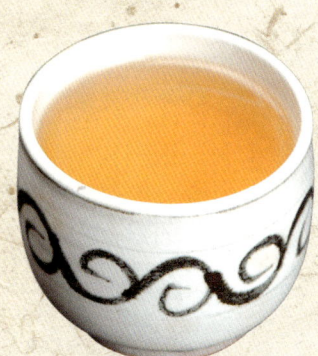

목과차
관절염, 목 통증, 콧물 · 축농증, 허리 통증

박하차
목 통증, 피부 탄력, 두통

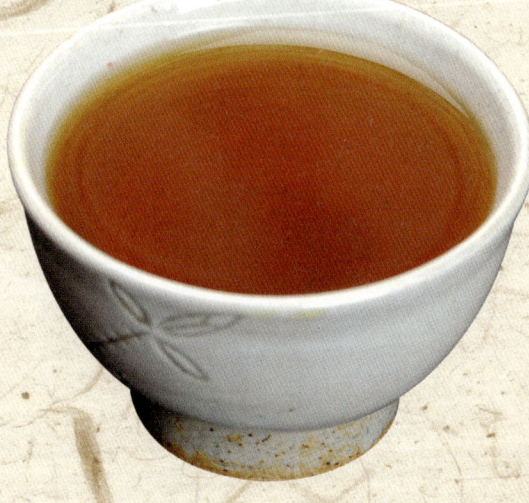

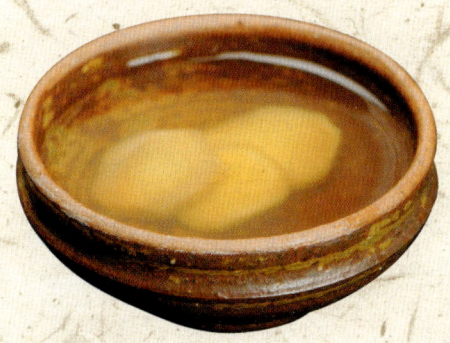

생강차
냉방병, 목 통증, 생리통, 소화 불량,
콧물·축농증

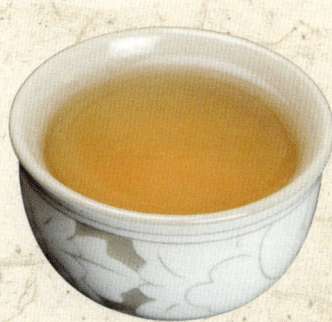

행인차
목 통증

오미자차
만성 피로, 목 통증, 숙취, 당뇨, 심계·정충

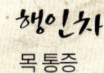

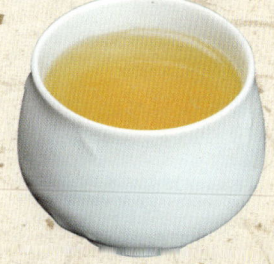

유자차
목 통증, 숙취

오십견

신경을 많이 쓰거나 스트레스를 받으면 뒷목이 뻣뻣해지는 경우가 있다. 그 원인은 머리로 올라가는 혈관에 혈행 장애가 일어나기 때문이다. 목이 뻣뻣해지면 목 뒤부터 어깨와 등에 걸쳐 불편한 증상이 나타난다. 고혈압인 경우에는 혈액이 혈맥 관을 통과하는 힘이 약화되어 머리 끝까지 쉽게 올라가지 못하기 때문에 자주 주물러 주어 혈액 순환을 촉진하거나 누워서 휴식을 취해야 한다. 그렇다고 해서 목을 계속해서 주무르면 목뼈를 지탱하고 있는 승모근의 이완과 무력감으로 오히려 경추에 이상이 올 수 있으므로 적당히 주물러야 한다.

오십견에 좋은 약차와 약재의 효능

두충차 / 두충 목면피라고도 하며, 혈압을 낮추는 배당체 성분인 피노레지놀디글리코시드가 함유되어 있다. 잎에는 클로겐산과 고무질이 함유되어 있다. 맛은 달고 매우며 성질은 따뜻하다. 간경과 신경에 작용하여 간과 신을 보호하고, 뼈와 힘줄을 튼튼하게 하여 오십견 치료에 도움을 준다. 특히 허리와 무릎 조직을 튼튼하게 해 준다. 두충 또는 두충잎 20~30g을 물 1L에 넣고 약한 불에 끓여 꿀을 타서 마시면 된다.

●● **오가피차 / 오가피** 오가피는 오십견에 좋은 식품으로, 시린진과 쿠마린이라는 성분이 풍부하여 골다공증이 오기 쉬운 노인의 뼈를 강화하는 데 도움을 준다. 오가피차는 신장 기능을 보호하고 근육을 강화해 준다. 오가피 20~30g을 물 1.5L에 넣고 약한 불에서 1~2시간 정도 달여 마시면 효과를 볼 수 있다.

●● **우슬차 / 우슬** 소의 무릎과 비슷하게 생겼다고 하여 '쇠무릎'이라고도 불리며 우슬의 뿌리를 말린 것이다. 두통약으로 많이 쓰이지만 관절염 치료약으로 더 많이 쓰인다. 음기를 잘 통하게 하고 골수를 보충해 주며 머리가 하얗게 세는 것을 막고, 척추와 허리가 아픈 오십견을 치료하는 데도 효과가 있다. 우슬 뿌리 또는 줄기 30g을 물 1.8L에 넣고 달여 하루 2~3회 마시면 된다.

●● **홍화차 / 홍화** 홍화 또한 오십견에 좋은 식품으로, 사고로 인해 다친 뼈를 빠르고 튼튼하게 회복시켜 주는 데 특효다. 이는 홍화에 들어 있는 백금 성분이 골절 부위에서 양과 음의 전기를 활발하게 만들어 백혈구를 모으고 뼈가 빨리 회복할 수 있도록 도와주기 때문이다. 말린 홍화 10~20g을 물 1L에 넣고 은근한 불에 30분 간 달여 마시면 된다.

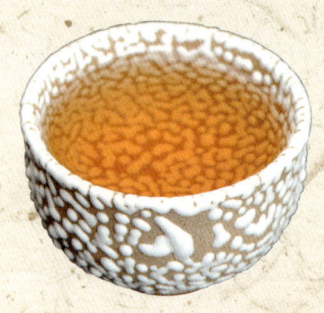

두충차
골다공증, 관절염, 오십견, 전립선 비대증, 피부 탄력, 허리 통증

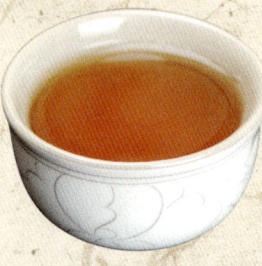

오가피차
관절염, 신체 기능 저하, 오십견, 협심증

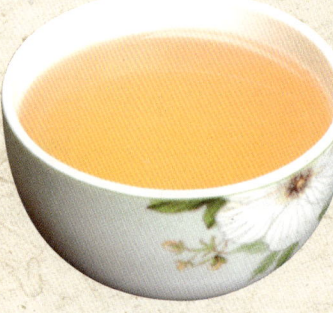

우슬차
관절염, 오십견

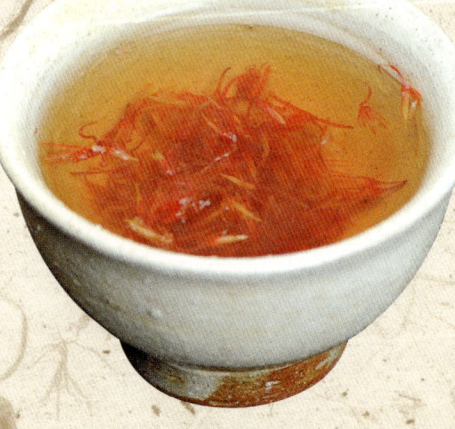

홍화차
생리통, 오십견

심장

협심증

협심증의 대부분은 심장의 관상동맥 경화가 주요 원인이다. 관상동맥이 동맥경화로 인해 변화를 받아 내경이 좁아지면 혈액이 흐르기 어려워지고, 심근으로 가는 산소 운반량도 감소한다. 그래도 심근이 많은 산소를 필요로 하지 않는 안정 시에는 적은 산소를 잘 이용하기 때문에 아무런 증상이 나타나지 않는다. 산소의 수요와 공급의 균형이 간신히 유지되고 있는 셈이다. 그러나 운동을 하거나 흥분하거나 밥 또는 술을 마시거나 열이 나거나 목욕 등으로 인해 맥박수가 증가하면 심근은 안정 시에 비해 많은 양의 산소를 필요로 하게 된다. 이때 산소를 충분히 공급받지 못하면 일시적인 공황 상태에 빠져 협심 발작이 일어난다.

협심증으로 인해 나타나는 통증은 바늘로 찌르는 듯하거나 쿡쿡 쑤시는 등 예리한 통증보다는 묵직한 느낌으로 나타난다. 환자들은 흔히 이것을 가슴을 조이는 느낌, 뻐근함, 무거운 것에 눌리는 것 같은 압박감, 터질 듯한 느낌, 답답함, 화끈하게 달아오르는 느낌 등으로 표현한다.

심근경색은 관상동맥의 일부가 막혀 심근의 모세혈관에 혈액이 제대로 공급되지 못해 그 혈관의 지배에 있는 심근의 세포가 죽어 굳어지는 상태를 말한다. 관상동맥이 막히는 원인은 주로 동맥경화가 많은데, 심근경색이 발생하면 심장의 일부분이 괴사하므로 심장이 크게 장애를 받는다. 이렇게 되면 생명이 위험해지는 것은 당연하다. 우리나라의 경우 세동맥이 파열되거나 막혀서 뇌졸중을 일으키는 경우가 많다.

협심증에 좋은 약차와 약재의 효능

• •오가피차 / 오가피   오가피는 동의보감을 응용한 민간요법에서 인삼만큼 좋다고 알려진 약재다. 오가피의 줄기껍질은 혈중 콜레스테롤을 감소시키고 면역력을 강화하여 심장병과 동맥경화증에 효과를 발휘한다. 협심증이나 심근경색으로 인해 가슴이 답답하고 아픈 경우 오가피 15g을 물 1.2L에 넣고 끓여 마시면 좋다.

• •내복자차 / 내복자(무씨)   심장병에 좋은 차로, 혈중 콜레스테롤을 억제하고 말초혈관의 확장과 혈액 순환을 촉진하여 협심증이 있는 만성 심혈관 장애와 동맥경화에 효과를 발휘한다. 내복자를 바싹 말려 곱게 가루 낸

뒤 15g을 찻잔에 넣고 뜨거운 물을 부어 꿀이나 설탕을 타서 마시면 된다.

•• **당귀차 / 당귀** 심장병에는 당귀가 도움이 된다. 당귀에는 비타민B와 엽산이 들어 있어서 혈액을 보충하고 혈액 순환을 촉진한다. 피가 잘 통하지 않아 혈전이 형성됐을 때, 그리고 그로 인해 협심증이 왔을 때 당귀를 끓여서 차처럼 꾸준히 마시면 효과를 볼 수 있다. 말린 당귀 100g에 물 300~500ml를 넣고 약한 불에 은근히 달여 당귀는 걸러내고 꿀이나 설탕을 타서 마시면 된다.

•• **솔잎차 / 솔잎** 선천적으로 심장이 약하거나 심장 판막증으로 인해 숨이 차고 가슴이 두근거리는 등 오랜 고통을 받고 있는 사람에게 좋은 차다. 솔잎을 25분 간 쪄서 3cm 길이로 썰어 질솥에 천천히 볶으면 된다. 찔 때 잘못하여 신맛이 나거나 떫은맛이 나거나 눌어 버리면 먹을 수 없으므로 만들 때 신경 써야 한다. 볶은 솔잎 한 컵을 뜨거운 물 5홉에 넣고 우려내어 매일 차 대신 마시면 된다.

•• **땅콩** 땅콩은 콜레스테롤을 저하시키는 효과가 있기 때문에 동맥경화로 인한 협심증이나 심근경색을 앓고 있는 사람들에게 좋다. 땅콩을 식초에 절여 간식으로 먹으면 더욱 효과적이다. 땅콩을 껍질째 유리병에

1/3 정도 넣은 뒤 땅콩이 잠길 만큼 현미식초를 붓는다. 땅콩이 불면 식초를 조금 더 붓고 보름간 두었다가 소주잔으로 하루에 1~2잔씩 마시면 된다. 식초는 근육을 이완하고 노폐물을 배출시키는 효과가 있다.

여기서 잠깐 협심증 예방을 위한 생활 속 작은 습관

1 반드시 금연한다.
2 스트레스를 피한다.
3 규칙적으로 꾸준히 운동한다.
4 치료제 복용을 마음대로 중단하지 않는다.
5 변비가 생기지 않도록 주의한다.
6 심장에 부담을 주지 않는다.
7 영양이 균형 잡힌 식사를 한다. 영양이 과잉 또는 부족해지지 않도록 하고 표준 체중을 유지한다.

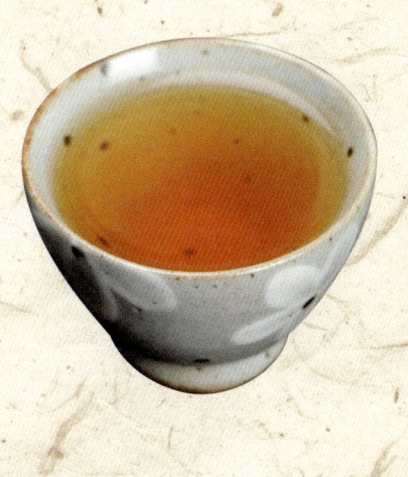

오가피차
관절염, 신체 기능 저하, 오십견, 협심증

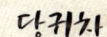

당귀차
생리통, 여드름, 협심증

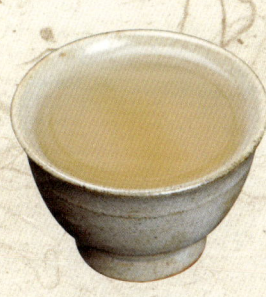

내복자차
협심증

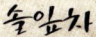

솔잎차
고혈압, 불면증, 협심증, 허리 통증

심계 · 정충

　업무적으로든 학업적으로든 사람들 앞에 나가 발표나 프레젠테이션을 할 기회가 많아졌다. 하지만 남들 앞에 서면 가슴이 콩닥콩닥 뛰거나 지나치게 긴장하여 실력을 제대로 발휘하지 못하는 사람도 많다. 가슴이 터질 것 같아 견딜 수 없기도 하고 머릿속이 하얗게 변한다고 호소하기도 한다. 그런데 평상시에도 이런 증상을 호소하는 사람들이 있다. 이를 한의학 용어로 심계(心悸)라 하는데, 가슴이 두근거리고 불안을 느끼는 병증을 말한다. 심계는 대개 발작적으로 나타나며, 과도한 피로나 정신적 요인이 원인이다. 정신적 요인 외에 심혈 부족, 심 기능 허약, 신장 기능 부진, 노폐물 정체, 나쁜 피의 정체로 인해서도 나타날 수 있다.

　심장에 피가 부족하여 생기는 경우 얼굴이 누렇게 뜨고 현기증이 나타나며, 심기능 부진으로 생기는 경우에는 얼굴이 희끄무레해지고 현기증이 나며 정신이 권태롭고 팔다리가 시리고 몸이 차가워지는 증상이 나타난다. 노폐물이 부족하여 생기는 경우에는 명치끝이 그득하고 소변이 순조롭지 않으며 어지럽고, 심하면 몸이 붓고 숨이 가쁘며 몸이 차고 손발이 시리다. 그리고 몸속에 나쁜 피가 정체되어 생기는 경우에는 가슴이 답답하고 심하면 통증이 오며 호흡이 가쁘고 혀가 암자색으로 변하기도 한다.

심계 · 정충에 좋은 약차와 약재의 효능

• **인삼차 / 인삼** 강심 작용이 있어 심장 근육의 수축력을 높여 준다. 심장 근육의 영양 불량을 개선하고 관상동맥경화와 심장 교통증, 판막 결손 등에도 효과가 있다. 동물 실험에서 인삼에 들어 있는 사포닌을 소량 투여한 결과 흥분 작용을 보이고 대량 투여했을 때는 억제 작용을 보였다.

• **오미자차 / 오미자** 오미자는 성질이 따듯하고 독이 없으며 맛은 시고 약간 달다. 약리 실험 결과 신경을 안정시켜 주고 혈압을 조절하는 효과가 있음이 확인되었다. 《동의보감》에서도 "폐와 신장을 보하고 피곤함과 갈증, 가슴이 두근거림 증상을 풀어 준다."고 해 놓았다. 오미자 8g을 흐르는 물에 깨끗이 씻어서 물 2L를 넣고 충분히 달여 오미자를 걸러낸 뒤 꿀이나 설탕을 첨가하여 공복에 마시면 된다. 단, 가래가 있는 사람은 증상이 오히려 심해질 수 있으므로 피하는 것이 좋다.

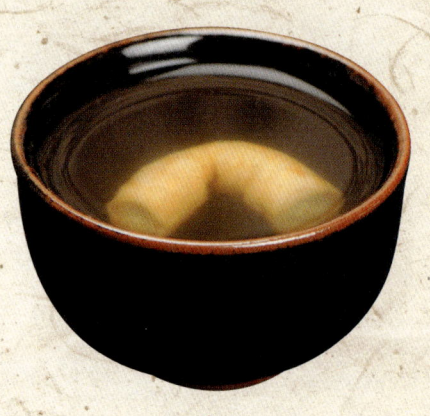

인삼차
만성 피로, 콧물·축농증, 당뇨,
심계·정충, 우울증

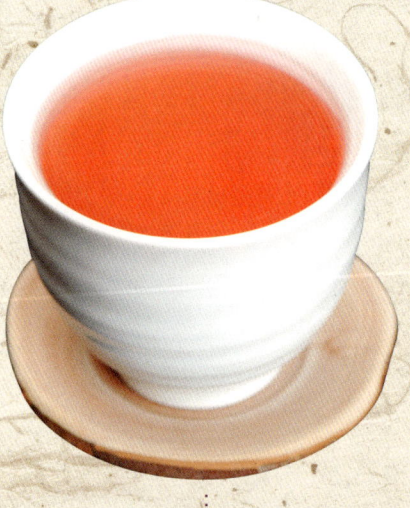

오미자차
만성 피로, 목 통증, 숙취, 당뇨, 심계·정충

관절

허리 통증

누구나 한 번쯤은 허리를 삐끗하여 통증을 겪어 본 경험이 있을 것이다. 또 나이가 들면 날씨가 궂을 때마다 온몸이 찌뿌드드하고 허리가 시큰거리는 증상이 나타날 때가 많다. 물론 요통과 음식이 직접적인 관계가 있는 것은 아니다. 하지만 꾸준히 식사에 주의를 기울인 결과 약 36% 정도에서 요통 치료와 예방에 효과를 보았다고 하는 실험 결과가 나와 있다. 과식하지 않고 음식을 제한하는 것이 건강의 비결이 될 수 있다는 말이다. 활동량이 적으면 변비가 생길 가능성도 높아지는데, 변비는 요통을 악화시킬 수 있기 때문이다.

자동차에 휘발유가 필요하듯 사람 몸에도 필수 영양소가 필요하다. 허리를 건강하고 유연하게 유지하기 위해서는 제대로 된 영양 공급이 필수적이다. 위장병이 있으면 허리가 나빠져 디스크에 걸릴 위험이 높아진다. 배가 불편하면 허리를 구부리거나 젖

히게 되는데, 이런 동작은 허리 건강에 좋지 않을 뿐만 아니라 영양 섭취에도 문제를 일으킨다. 중요한 것은, 영양 과다로 인한 비만은 반드시 피해야 한다는 것이다. 배가 앞으로 나오면 허리는 과신전이 되어 척추에 교란이 생기기 때문이다.

  식사를 천천히 하는 것도 중요하다. 우리나라 사람들의 밥 먹는 시간은 평균 10분 내외로 매우 빠른데, 식사를 지나치게 빨리 하면 위와 창자가 풍선처럼 갑자기 부풀어 늘어나고, 이렇게 되면 허리 전만이 악화되어 요통이 올 수밖에 없다. 그러므로 식사 시에는 마음의 여유를 갖고 천천히 먹되 중간중간 대화를 통해 포만감이 천천히 올라오도록 하는 것이 허리 건강을 위한 바른 길이다.

허리 통증에 좋은 약차와 약재의 효능

• • 두충차 / 두충   두충은 몸을 전반적으로 보해 주는 효과가 있어서 정기가 약하거나 허리 또는 무릎 통증이 있는 사람에게 자양강제로 쓰인다. 두충 20g 또는 두충잎 50g을 깨끗이 씻어 물기를 뺀 뒤 물 500ml에 넣고 약한 불에 은근히 달여 건더기를 건져낸 뒤 차 마시듯 수시로 마시면 효과를 볼 수 있다.

• • 모과차 / 모과   모과는 진정 · 소염 · 진통 효과가 있어서 허리병이나 근육통이 있을 때 마시면 좋

다. 말린 모과를 끓여서 꿀을 넣어 마시거나 모과청 1스푼을 뜨거운 물에 타서 마신다. 향긋한 향기 또한 긴장된 근육을 풀어 주어 진통 효과를 발휘한다.

••솔잎차 / 솔잎 솔잎 한 줌을 주전자에 넣고 뜨거운 물을 부어 10분 정도 우려내어 마신다. 마시기 역겨울 때는 꿀을 타서 마셔도 된다. 몸을 따뜻하게 하고 혈액 순환을 도와주므로 허리가 무겁고 묵직한 증상이 있을 때 마시면 좋다.

••부추 부추는 성질이 따뜻하기 때문에 허리와 무릎을 따뜻하게 하고 혈액 순환을 원활하게 하여 묵은 피를 배출시켜 만성 요통에 효과를 발휘한다. 비타민과 섬유질이 풍부하여 변비로 인한 요통을 치료하는 데도 효과적이다.

••당근 하체를 따뜻하게 하고 기혈의 흐름을 원활하게 해 주는 효과가 있어서 냉증으로 인한 요통에 효과가 좋다.

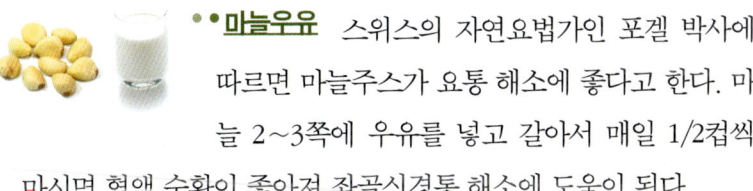

••마늘우유 스위스의 자연요법가인 포겔 박사에 따르면 마늘주스가 요통 해소에 좋다고 한다. 마늘 2~3쪽에 우유를 넣고 갈아서 매일 1/2컵씩 마시면 혈액 순환이 좋아져 좌골신경통 해소에 도움이 된다.

# 건강 정보   요통의 적, 담배

담배는 혈액 순환을 방해할 뿐만 아니라 척추와 디스크로 가는 영양소를 감소시키고 뼈에서 칼슘이 빠지게 하여 골다공증을 초래한다. 더욱이 담배를 피우면 기관지가 자극을 받아 만성적으로 기침을 하게 되는데, 이렇게 되면 디스크 압력이 갑자기 높아져 요통이 더욱 악화될 수 있다.

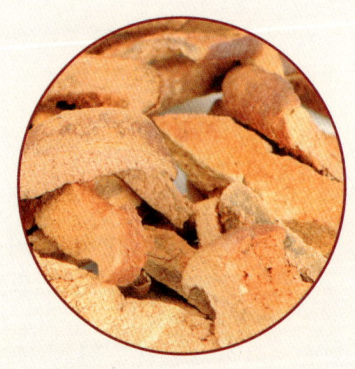

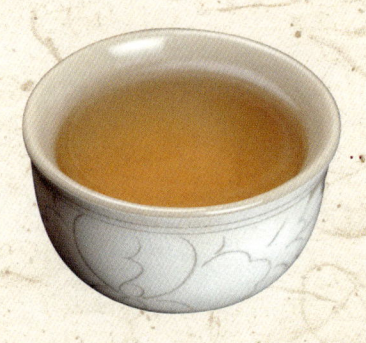

두충차
골다공증, 관절염, 오십견, 전립선 비대증,
피부 탄력, 허리 통증

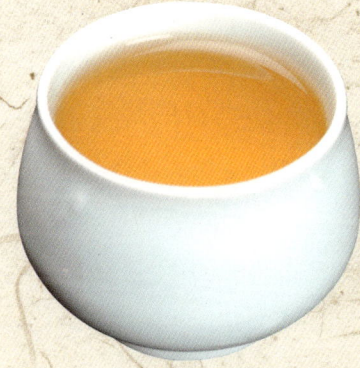

목과차
관절염, 목 통증, 콧물·축농증,
허리 통증

솔잎차
고혈압, 불면증, 협심증, 허리 통증

무릎 통증

무릎은 인간이 직립 보행을 하는 순간부터 체중 부하가 가장 많이 실리는 부위가 되었다. 운동을 하거나 등산을 할 때 그리고 계단을 오르락내리락할 때 가장 운동량이 많은 부위도 무릎이다. 좀 더 자세히 말하면 계단을 올라가는 경우보다 내려갈 때의 체중 부하량이 더 많은데, 그 무게가 무려 몸무게의 5배에 이른다고 한다. 즉 60kg의 체중을 가진 여성이 계단을 내려갈 때 무릎에 걸리는 중량은 300kg에 가깝다는 것이다. 이런 무게로 하루에 몇 시간씩 무릎을 짓누르고 있으니 탈이 날 만도 하다. 나이가 들수록 관절염에 걸릴 가능성도 높아진다. 무릎 관절은 일생 한 번 사용하는 연필과 같다는 말이 있다. 젊었을 때 많이 쓰면 나이가 들었을 때 관절이 닳아 없어져 남아 있는 것이 없다. 평생 동안 관리가 필요한 이유가 바로 이것이다.

무릎 통증에 좋은 약차와 약재의 효능

구기자차 / 구기자 구기자는 예부터 정(精)을 늘리고 양(陽)을 돕는다 하여 강장제로 전해 왔으며, 무릎에 힘이 없을 때 먹으면 효과를 볼 수 있다. 폐를 윤택하게 하고 간을 맑게 하며 신장을 보호하는 효과도 있다. 구기자 20g을 물 1L에 넣고 끓여 마시면 된다.

계피차 / 계피 신양이 허하여 손발이 차갑거나 허리와 무릎이 시리고 아플 때 먹으면 효과가 좋다. 비위가 차고 소화가 안 되는 경우, 속이 차가워 설사를 하고 배가 차고 아플 때 계피차를 끓여 마시면 몸이 따뜻해지면서 증상이 완화되는 효과를 볼 수 있다. 계피 10g에 물 800ml를 넣고 약한 불에 은근히 끓여 마시면 된다.

산수유차 / 산수유 산수유의 성질은 약간 따뜻하며 독이 없다. 신장이 허약하여 허리가 아프고 무릎이 시큰거리며 아픈 데 처방한다. 타르타르산, 말산, 당분, 수지 등의 성분이 들어 있는데, 주로 간과 신장의 경락에 작용한다. 산수유 30~60g을 물 600ml에 넣고 30분 간 달여 마신다

율무차 / 율무 율무는 혈액 순환을 원활하게 하고 수분 대사를 촉진하여 불필요한 수분을 배출해 준다. 다이어트에도 효과적이며 입맛을 떨어트려 식욕을 조절하는 효과도 있다. 소염·진통 작용이 있어 관절이 붓고 통증이 있을 때 증상을 가라앉혀 준다. 율무를 볶아서 가루로 만들어 뜨거운 물에 타서 마시거나 콩가루와 섞어 마시면 효과가 더 좋다.

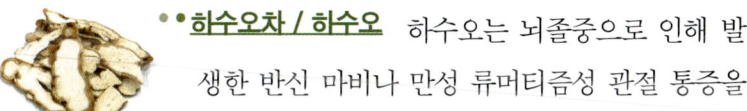

하수오차 / 하수오 하수오는 뇌졸중으로 인해 발생한 반신 마비나 만성 류머티즘성 관절 통증을

완화해 준다. 간신 기능 부족으로 정혈이 휴손되어 어지럽고 눈앞에서 꽃이나 별이 보이는 증상이 나타날 때 먹으면 효능이 있다. 이른 나이에 머리카락이 세고 허리가 아프면서 힘이 없고 다리가 약해지는 증상, 유정 등에도 효과가 있다. 하수오 6g을 물에 깨끗이 씻어 물기를 제거한 뒤 잘게 썰어 차관에 넣고 물 300ml를 넣어 우려 마시면 된다.

연어 연어는 불포화 지방산이 풍부한 데다 염증을 유발하는 프로스타글란딘의 생성을 억제하는 데 관여하기 때문에 류머티즘성 관절염 등으로 인해 손상된 연골 조직이 회복되는 것을 도와준다. 지방 함량이 높지만 소화가 잘되므로 회로 먹어도 좋다.

여기서 잠깐 창출(삽주) 이야기

먼 옛날, 중국 양자강 남쪽에 모산 관음암이라고 하는 여승방이 있었는데 그곳에는 병을 봐 주는 늙은 여승이 살고 있었다. 여승은 꽤 여러 가지 약초에 대해 잘 알고 있어서 근처에 소문이 나 있었다. 그래서 동네 사람들은 병이 들면 누구나 치료를 받으려고 여승을 찾아갔다.

그런데 그 늙은 여승은 자기 스스로 약초를 캐러 가지 않고 항상 자신이 데리고 있는 젊은 여승을 산으로 보내 약초를 캐 오게

했다. 젊은 여승은 날마다 늙은 여승이 시키는 대로 이 산 저 산, 이 벌판 저 벌판을 찾아다니며 약초를 캤다. 약초를 캐 오기는 했지만 약초에 대한 지식이 없어서 어느 약초가 어떤 병에 좋은지는 전혀 몰랐다.

사실 늙은 여승은 욕심이 많은 사람이라 돈을 많이 내는 사람에게는 좋은 약을 주고 가난해서 조금밖에 내지 못하는 사람에게는 효과가 없는 잡초를 주어 속이고 있었다. 젊은 여승은 그것이 옳지 못한 행위라는 건 알고 있었지만 자신은 약이나 병에 대한 지식이 없었기 때문에 어쩔 수가 없었다.

그러던 어느 날, 돈 한 푼 없는 가난한 사람이 치료를 받으러 왔다. 늙은 여승은 아무것도 물어보지 않고 그 병자를 쫓아 버렸다. 그 모습에 화가 난 젊은 여승은 급히 방으로 들어가 흰 꽃이 달린 약초 한 다발을 가지고 나왔다. 그리곤 그 꽃을 가난한 병자에게 주며 말했다.

"이 약초를 가져가서 써 보세요."

가난한 병자가 돌아가고 나자 여승은 걱정이 되기 시작했다.

"저 사람은 도대체 무슨 병을 앓고 있을까? 내가 준 약초로 병이 나을까? 더 나빠지지나 않았으면……."

그렇게 며칠이 지난 어느 날, 그 병자가 느닷없이 다시 승방을 찾아왔다. 그러더니 늙은 여승에게 진심으로 고맙다고 치사를 하는 것이 아닌가.

"당신네들은 보살님과 같은 분들입니다. 덕분에 부들부들 떨리던 내 무릎이 완전히 나았습니다."

늙은 여승은 어리둥절했다. '이 암자에는 그런 병을 고치는 약초가 없을 텐데…….'

이상하게 여긴 늙은 여승은 젊은 여승을 추궁했다.

"대체 무슨 약초를 훔쳐서 그 병자에게 준 것이냐? 빨리 말하거라!"

하지만 젊은 여승은 끝내 그 사실을 말하지 않았다. 주의하여 관찰해 본 바, 흰 꽃이 달린 식물은 삽주(뿌리를 말린 것이 창출이다.)라는 이름을 가진 것으로, 늙은 여승이 캐 오라고 한 풀은 아니었다. 여승이 잘못 캐어 온 바람에 광 속에 넣어둔 것이었다.

하지만 늙은 여승의 닦달은 계속되었고, 젊은 여승은 결국 성화를 견디지 못해 암자에서 나와 환속해 버렸다. 그 후 젊은 여승은 창출에 의한 치료를 생업으로 하여 신경통과 관절통을 앓고 있는 수많은 환자들을 고쳐 주었다. 창출이 구토와 설사 같은 위장병에 효과가 있다는 사실도 알게 되었다.

이 이야기는 강소성(江蘇省) 남부 일대에 전해 내려오는 것을 1971년에 채록한 것이다. 창출의 약용 부분은 근경(根莖)이며, 한방에서 말하는 '습사(濕邪)'를 제거하는 대표적인 약으로 관절통과 신경통 등에 처방된다. 옛날에는 장마철이 되면 옷가게나 일반 가정에서 창출 연기를 피워 습기나 곰팡이를 제거하는 데 이용하기도 했다. 이는 창출을 태우면 나오는 플루플라르라는 성분에 의한 것으로, 이 성분은 살균 및 곰팡이 제거에 효과가 있다.

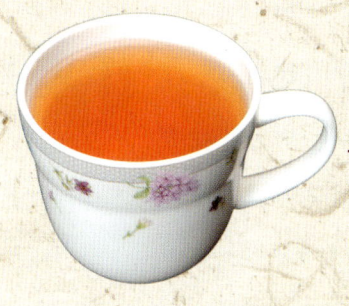

구기자차
만성 피로, 빈혈, 이명,
충혈·안구 건조증, 무릎 통증

계피차
냉방병, 무릎 통증

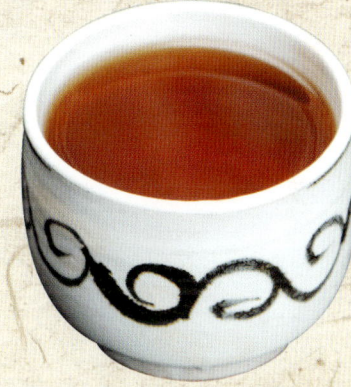

산수유차
무릎 통증, 두통

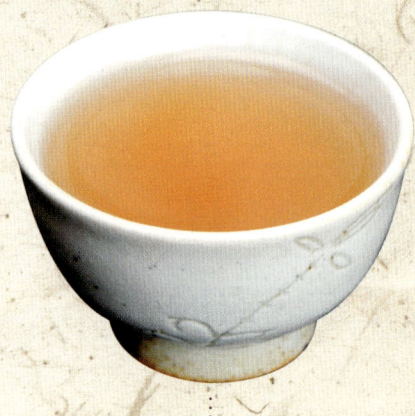

율무차
관절염, 구취, 기미·주근깨, 냉방병,
무릎 통증, 다이어트

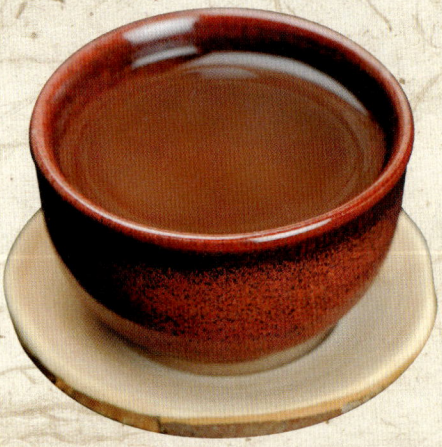

하수오차
무릎 통증

부종 · 수분 대사 정체

몸이 붓는 것은 모두 신장이 좋지 않기 때문이라고 생각하는 사람들이 많은데 실제로는 그렇지 않다. 우리 몸의 구성 성분을 보면 체중의 50~60%가 수분으로, 그중 2/3는 몸의 기본 구성 요소라고 할 수 있는 세포 내에 있고 나머지 1/3은 세포 밖에 있다. 세포 외 수분의 25%는 혈장 성분으로, 혈관 내에 있으며 나머지 75%는 혈관 밖의 간질에 있다. 부종은 혈관 밖 간질에 있는 체액 성분이 증가하는 것으로, 대개 부종이 있기 전에는 체중이 증가한다.

부종이 생기는 이유는 만성 영양 결핍에서 보듯이 혈관 내로 수분을 끌어들이는 데 중요한 역할을 하는 혈장 단백 성분이 감소하거나 간 또는 심장 질환으로 인해 혈관 내의 압력이 증가하여 혈관 내의 수분이 간질로 빠져나오기 때문이다. 특발성 부종(의학에서 특발성이란 특별한 원인을 밝혀낼 수 없는 경우에 쓰는 말이다)에서처럼 혈관의 수분 투과성이 증가하여 혈관 내 수분이 간질로 빠져나가서 생기기도 한다. 몸이 붓는 것과 신장병이 무관한 것은 아니지만 그보다는 여러 가지 다른 원인들에 의해 부종이 생긴다는 것을 이해해야 한다. 짠 음식을 섭취한 뒤에 일시적으로 생기는 부종도 꽤 많으며, 특발성 부종으로 생각되는 경우도 많다. 그러나 많은 사람이 걱정하는 것처럼 신장병으로 인한 부종은 매우 드물다. 참고로 특발성 부종은 여성에게 주로 생기는데, 생리 주기 등과 연관지어 일시적으로 증상이 악화와 호전되는 것을 반복하며 아침 저녁 간의 체중 변화가 심한 것이 특징이다. 하지만 특발성 부종은 생명에 지장을 주지 않으며, 또 검사를 해 보면 신장 기능이나 다른 신체 기능에도 이상이 발견되지 않는다. 염분의 과잉 섭취를 제한하고 오랫동안 서 있지 않아야 하며 탄력 스타킹을 착용하는 것만으로도 증상이 호전된다.

부종·수분 대사 정체에 좋은 약차와 약재의 효능

• 옥수수수염차 / 옥수수수염 항산화 효과가 뛰어난 메이신 성분이 들어 있어 피로와 스트레스로 인해 몸에 해로운 물질이 쌓이는 것을 막아 준다. 이뇨 작용을 촉진하여 배설을 돕고, 소염 효과도 있어 방광염을 완화해 준다. 옥수수수염 20g에 물 600ml를 넣고 끓여 마신다. 결명자 10g과 감국 5g을 함께 넣어 달이면 더욱 좋다.

• 냉이 대표적인 봄나물로 소화 기능을 촉진하고 이뇨 작용을 한다. 전신이 붓고 소변을 잘 못 보거나 생리가 불순할 때, 그리고 생리혈이 많을 때 먹으면 막힌 기운을 뚫어 주어 증상이 개선된다. 약으로 쓸 때는 뿌리까지 말린 것을 쓴다.

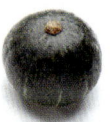

• 단호박 소화 흡수가 잘되는 당질이 풍부하여 원기를 북돋우고 이뇨 작용을 도와 소변을 잘 보게 해 준다.

성질이 따뜻하기 때문에 몸이 차면서 부기가 있는 사람에게 좋다. 몸이 허약한 사람이 먹으면 기운을 차릴 수 있다.

••**수박** 몸이 부었을 때 소변을 원활하게 보지 못하면 부기가 더욱 심해지고 두통이나 메스꺼움 등의 증상이 나타난다. 수박은 섭취한 양보다 훨씬 많은 양의 수분을 소변으로 배출할 만큼 이뇨 작용이 뛰어나 부종을 개선하는 효과가 높다.

••**오이** 95% 이상이 수분으로 이루어진 오이는 나트륨을 배설해 주는 칼륨 함량이 높아 노폐물을 배출해 주는 효과가 뛰어나다. 비타민C도 들어 있는데, 오이의 비타민C에는 산화 효소가 함유되어 있어서 당근이나 호박 등의 채소와 함께 먹으면 파괴되므로 함께 먹지 않는 것이 좋다. 갈증을 느끼는 부종에 효과가 좋다.

••**우엉** 간의 해독 작용을 돕고 피를 맑게 하여 몸에 활력을 준다. 이눌린 성분이 신장 기능과 이뇨 작용을 도와 불필요한 수분을 배출하는 데도 도움을 준다. 단, 성질이 차가우므로 몸이 냉하거나 설사를 자주 하는 사람은 섭취하지 않는 것이 좋다.

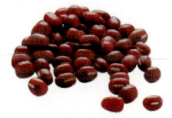

••**적소두(붉은 팥)** 팥은 성질이 무난하고 맛은 달고

시며 독이 없는 약재로, 수분을 배출하고 피고름을 제거하는 효과가 있다. 당뇨를 치료하고 설사를 멎게 하며 소변을 잘 나오게 하고 부종을 치료하는 데도 좋다. 진액을 몰아내고 수분 대사를 조절하는 작용도 한다.

• • 포도 포도는 몸의 습한 기운을 제거하여 불필요한 수분을 없애 주고, 포도당이 풍부해 피로를 푸는 데 효과가 좋다. 혈액 순환이 원활하지 않아 생긴 부종에 포도를 먹으면 부기가 가라앉고 배뇨가 촉진된다. 몸이 피곤하고 다리가 부을 때 먹으면 효과를 볼 수 있지만 칼로리가 높아서 매일 한 달 이상 먹으면 비만의 위험이 있다.

여기서 잠깐 질경이의 효능

중국 한 나라 시대에 한 장군이 있었다. 그러던 어느 해, 거의 1년 반 동안 비 한 방울 내리지 않는 극심한 가뭄이 계속되어 논밭은 마르고 농작물은 모두 말라 죽어가는 사태에 이르렀다.

그 무렵, 장군은 싸움에 패해 퇴각 중이었다. 장병들이 식량을 찾아 나섰지만 마실 물조차 얻기 힘든 최악의 상태였다. 탈수와 굶주림으로 죽어가는 사람과 말의 수는 날이 갈수록 늘어 갔고, 그나마 산 사람도 먹을 물이 부족해 아랫배가 붓고 혈뇨가 나오는 지경에 이르렀다. 장군에게는 세 필의 말과 한 량의 마차를 관리해 주는 마부가 한 명 있었는데 상황은 더욱 심각해져 말까지도 혈뇨를 보는 지경이 되었다.

그러던 어느 날, 어찌된 일인지 혈뇨를 쏟아내던 말 세 마리의 증상이 멎고 다소 원기를 되찾은 것이 아닌가. 이를 이상하게 여긴 마부는 '도대체 말들이 무엇을 먹었길래 상태가 좋아졌을까?' 하고 고민했다. 말 주변을 살펴보니 마차 주위에 돼지 귀처럼 생긴 잎을 가진 풀이 돋아 있었다. 며칠 동안 그 풀을 뜯어먹고 혈뇨 증상이 멈춘 것이었다. 그 풀의 신비한 효능에 대해 알게 된 마부는 장군에게 이 사실을 알렸고, 그 덕분에 장군의 군대도 다시 살아날 수 있었다.

그 후 장군이 마부에게 물었다.
"이 풀이 어디에 돋아 있었느냐?"
마부는 장군을 장막 밖으로 안내한 뒤 말했다.
"이 마차 앞에 나 있었습니다."
그 말에 장군이 큰 소리로 웃으며 말했다.
"그야말로 차전초(車前草)로구나."
그 후로 질경이에는 차전초라는 이름이 붙었고, 그 이름 또한 널리 퍼졌다.

현대적으로 분석하면 질경이의 잎과 씨에는 다당류인 프란타산과 프란타고무시라게A, 배당체인 아우크빈과 프란타고사이드, 지방산인 팔미틴산과 아라키돈산, 그리고 비타민A 등이 함유되어 있어서 이뇨·항균·진해·거담 등의 작용이 확인되고 있다.

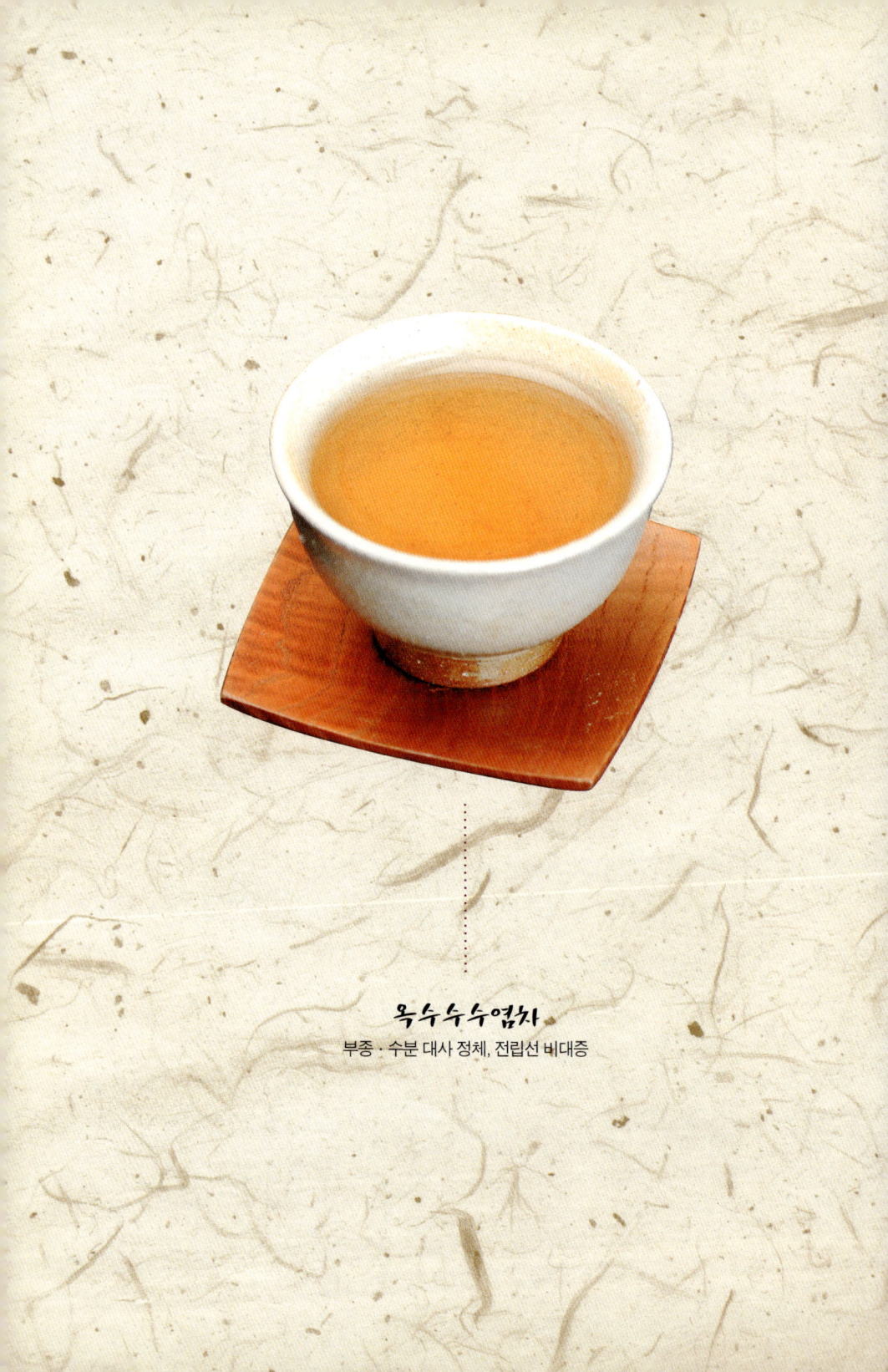

옥수수수염차
부종·수분 대사 정체, 전립선 비대증

배설 기관

변비

　일반적으로 하루에 한 번 대변을 보는 것이 당연하다고 생각하는데 그것이 쉽지 않아 변비로 고생하는 사람들이 날이 갈수록 늘어가고 있다. 변비란 분변이 장내에 비정상적으로 머물러 수일 이상 배변이 안 되고 배변 간격 또한 불규칙적인 상태를 말한다. 배변 시 불쾌감 또는 고통을 느끼거나 배변 후 잔변감을 느끼는 것도 변비라고 볼 수 있다. 스트레스로 인해 배변 습관에 익숙해지지 못해 생길 수도 있고, 과도한 다이어트로 음식물 섭취량이 턱없이 부족해 위장 기능이 저하되어 생길 수도 있다.
　식사로 섭취한 영양소의 대부분은 소장에서 흡수되고 나머지 음식물 찌꺼기는 미즙 상태로 대장으로 들어와 수분을 흡수한 뒤 S상 결장과 직장에 도달하여 배변 반사를 일으킨다. 배변은 통상 음식물을 섭취하고 난 뒤 24~72시간 안에 일어나는데, 배변 횟수는 건강한 사람의 경우 보통 1일 1~2회에서 2일에 1회 정도가 평균이다. 그런데 변비로 인해 장에 들어간 내용물이 결장에 오랫동안 머물게 되면 수분이 장벽에 흡수되어 딱딱해져서 변을 보기가 힘들어지는 것이다. 게다가 대부분의 변비는 장 운동을 지배하는 자율 신경의 기능 장애로 일어나는 체질적이고 만성적인 습관성 변비이기 때문에 정신적 인자와도 관계가 깊다고 볼 수 있다

변비에 좋은 약차와 약재의 효능

견우자차 / 견우자(나팔꽃씨) 약한 불에 볶아서 가루 낸 뒤 3g씩 하루 3회 식전에 따뜻한 물에 타서 마시면 좋다. 볶은 것 절반과 생것 절반을 함께 가루 내어 4g씩 생강 달인 물에 타서 마셔도 효과를 볼 수 있다. 그래도 대소변이 원활하지 않을 때는 더운 물에 타서 먹는다. 견우자는 설사를 하게 하는 효과가 뛰어나 변비가 매우 심하거나 몸이 부으면서 변이 나오지 않을 때 처방한다.

꿀 한 번에 50~160g씩 하루 2~3회 정도 섭취한다. 꿀 100g을 400ml의 물에 타서 주사기로 관장하면 더욱 효과가 좋다. 꿀은 뒤를 무르게 하는 작용이 있는데, 특히 허약자나 임산부, 노인의 변비에 좋다. 꿀 40~50g과 소금 8~10g을 물에 섞어서 아침 공복에 2~5일 정도 먹어도 좋고, 꿀 100g에 들깨 50g을 섞어서 8~12시간 정도 두었다가 1~2회

에 나누어 공복에 먹어도 좋다.

•• 소리쟁이 뿌리 햇빛에 말려 겉껍질을 벗겨 낸 뒤 가루 내어 한 번에 12g씩 하루 3회 물에 타서 마신다. 장에 열이 쌓여 생긴 변비와 음식을 먹고 체해서 온 변비에 쓴다. 소리쟁이 뿌리 16g, 감초 6g을 함께 넣고 달여 하루 2~3회에 걸쳐 식후에 마셔도 좋다.

•• 함초 함초는 지구상에서 유일하게 소금을 흡수하며 자라는 식물로, 바닷물에서 농축된 효소가 지방과 단백질을 분해한다. 거의 모든 사람들의 소장 속에 들어 있는 중성 지방질인 숙변과 몸속의 혈관과 장기, 혈액, 그리고 세포 조직 내에 붙어 있는 불필요한 지방을 분해하여 배출하는 효과가 있다. 또한 함초는 몸속에 쌓인 독소와 숙변을 제거할 뿐만 아니라 암, 자궁 근종, 축농증, 고혈압, 저혈압, 요통, 당뇨병, 기관지 천식, 갑상선 기능 저하, 갑상선 기능 항진, 피부병, 관절염 등 갖가지 난치병에도 효과가 있다.

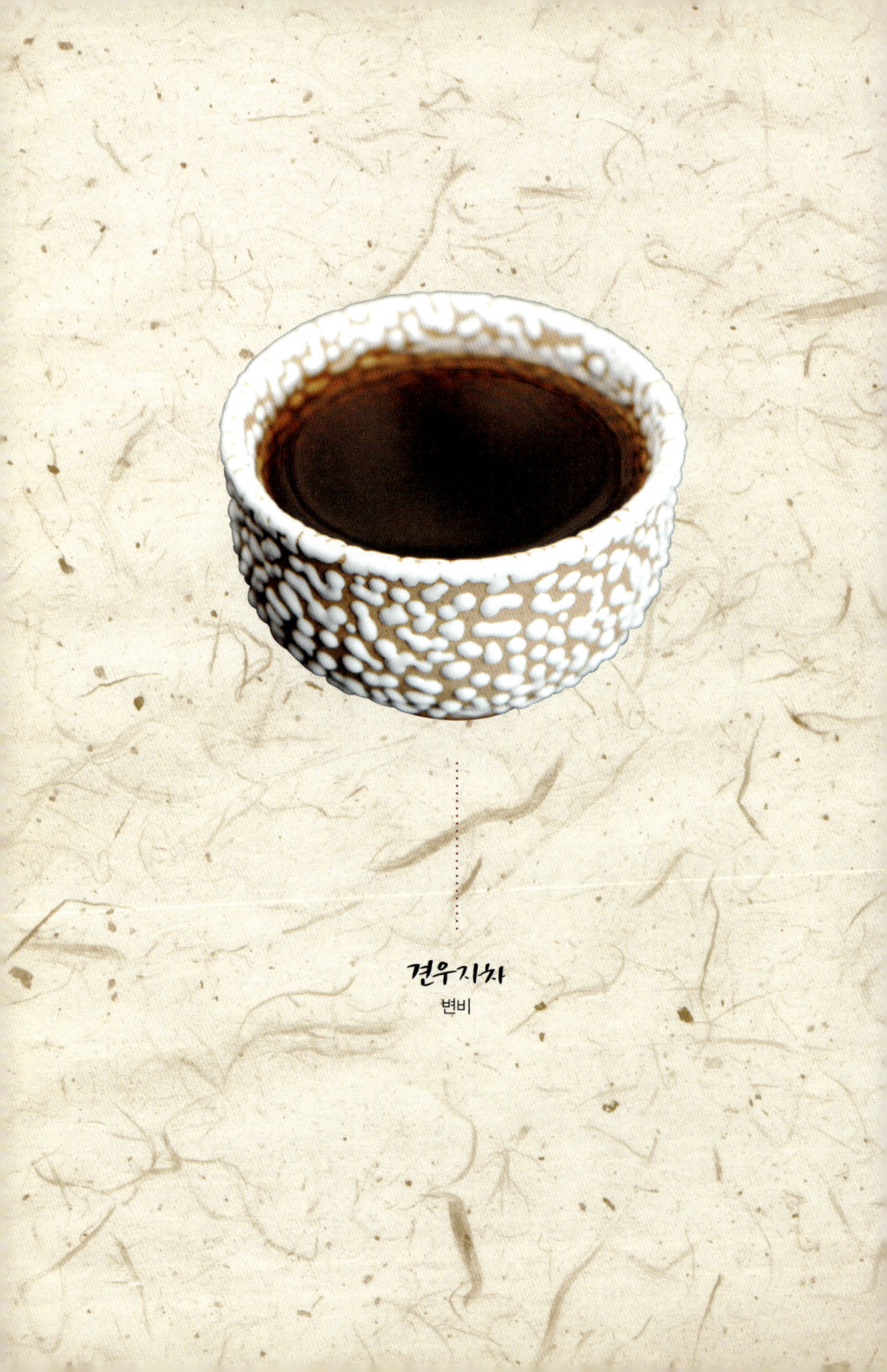

견우자차
변비

복통 · 설사

복통과 설사에 따른 통증은 크게 세 가지로 나눌 수 있다. 격심하면서 조이는 듯한 통증이 발작적으로 반복해서 나타날 경우 상복부 통증이면 급성 위염이나 식중독, 담석증 등을 생각할 수 있고, 하복부 통증이면 신결석이나 수뇨관결석으로 생각된다. 가끔은 충수염이 상복부의 발작성 복통에서 시작되는 경우도 있다. 그리고 지속적으로 계속되는 격한 복통이 있는데, 이는 장기 파열이나 천공 등을 의심할 수 있다. 천공이나 파열은 복막염을 속발하기 때문에 복근의 과긴장을 일으켜 복벽을 단단하게 만들고 복부를 누르면 심한 통증이 느껴진다. 상복부 통증이면 위궤양에 의한 천공이나 급성 췌장염 등이 생각되고, 하복부 통증이면 장폐색이나 자궁 외 임신의 파열, 충수염의 천공 등이 생각된다.

지속적인 둔통을 일으키는 복통은 가벼운 복부 장기 질환으로, 만성 위염이나 만성 췌장염, 만성 위카타르, 담낭염, 장관의 유착에 의한 통과 장해, 내장 하수증, 초기 위궤양 증상을 의심할 수 있다. 가장 흔한 복통은 위 부위의 통증으로, 과식으로 인한 적체가 원인인 식적 위완통은 식후에 배가 사르르 아픈 증상을 말한다. 식적이 오래 되면 식후에 화장실을 다녀와야 시원함을 느끼며 복진 시 오른쪽이나 상방에 통증이 온다. 위중에 담음이 있어 발생하는 담음 위완통은 배에서 꾸르륵 소리가 나고 손발이 차고 아프며 허리와 등, 무릎이 당기면서 아프다. 또 밥만 먹으면 어딘지 모르게 배가 아프고 그 증상이 심해진다. 평소에 뜨거운 음식을 많이 먹어 생기는 어혈 위완통은 심통이 느껴지면서 복부의 반쪽만 아프다. 배에 손을 대는 것을 싫어하면 실증으로 볼 수 있는데, 통증이 배꼽을 중심으로 옆구리 쪽으로 뻗치면 간실증이고, 입냄새가 심하면서 배가 부른 듯한 증상이 계속되면 식적이 원인이다. 반대로 배에 손대는 것을 좋아하면 허증으로 본다. 몸이 나른하고 일을 하면 통증이 심해지며 호흡이 얕고 짧으면 중기가 허한 것이고, 배가 콕콕 찌르는 듯 아프고 불안하며 잠이 오지 않고 혈색이 돌지 않으면 혈허증으로 본다. 더운 음식을 찾고 아픈 부분이 따뜻한 것이 좋으며 통증이 가늘고 길며 살살 아프면서 발과 허리, 손이 차가우면 실증이고, 배가 부르며 통증이 옮겨 다니고 밤에 더 심해지면 하면 어혈이 원인이다. 방귀를 뀌면 편안해지는 것은 기체가 원인이다.

복통·설사에 좋은 약차와 약재의 효능

대추차 / 대추 장내 독성을 줄여 주는 플라보노이드와 미네랄이 들어 있어 가스가 생성되는 것을 막아 준다. 마른 대추 20개를 물 600ml에 넣고 끓여 마시면 된다.

매실차 / 매실 정장 효과가 있어서 변비와 설사를 예방한다. 더위를 먹어 머리가 어지럽고 구토 증상이 날 때 먹어도 좋다. 생매실을 구하기 어렵다면 백매

(白梅)나 오매(烏梅 : 연기에 그을려서 말린 매실)로 대체해도 된다. 오매 5~10개를 물 300cc에 넣고 물이 반으로 줄어들 때까지 끓여 마시면 된다.

••**보리차 / 보리** 소화를 잘되게 하고 신진대사를 촉진하여 열을 내리고 설사를 멎게 해 준다. 가루로 먹으면 체증이 해소된다. 죽을 쑤어 먹으면 장을 이롭게 하고 소화를 촉진하며 갈증을 풀어 준다.

••**도토리** 탄닌 성분이 풍부하여 묽은 설사를 멎게 하는 효과가 뛰어나다. 특히 어린아이의 만성 설사에 쓰면 좋다.

••**마늘** 껍질 채 구워 껍질을 벗겨 2~3쪽씩 하루 3회 식전에 먹는다. 마늘에 들어 있는 피톤치드라는 식물성 살균 물질이 대장염을 일으키는 병원성 대장균을 비롯한 여러 가지 병균을 사멸시킨다. 만성 대장염으로 인한 설사에도 장복하면 효과를 볼 수 있다.

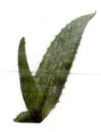••**밤** 구워서 공복에 5~10개씩 먹는다. 비위가 허약하고 위장이 무력하여 생긴 오래된 설사에도 효과가 좋다.

••**알로에** 엄지손가락 굵기의 알로에를 2cm 길이로 잘

라 물에 씻은 뒤 생으로 하루 2회 식전에 먹는다. 만성 설사증에는 오랫동안 먹으면 증상이 멎는다. 과잉 섭취할 경우 오히려 증상이 악화될 수 있으므로 주의해야 한다.

참기름 성질은 약간 차고, 유행성 열병으로 인한 변비로 장에 열이 몰려 생긴 변비에 효과가 있다. 대장을 잘 통하게 하고, 출산 후 태반이 나오지 않거나 피부에 뾰루지가 났을 때 먹으면 효과를 볼 수 있다. 약으로 쓸 때는 볶아서 짜낸 기름이 아닌 생것을 압축해서 짜낸 기름을 섭취해야 한다.

여기서 잠깐 과민성 대장 증후군

스트레스에 시달리는 30~40대 직장인들에게 흔히 나타나는 질환인 과민성 대장 증후군. 이 병이 처음으로 명명된 것은 미국 남북 전쟁 때라고 한다. 격렬한 전투를 앞두고 병사들이 마치 전염병에 걸린 것처럼 복통을 호소하는 일이 잦아지자 이들 일련의 증상들을 통틀어 과민성 대장 증후군으로 이름 붙인 것이다.

과민성 대장증후군의 증상은 다양하다. 갑자기 배가 살살 아프면서 설사가 나거나, 배가 더부룩하며 소화가 안 되거나, 가스가 차고 냄새가 심하게 나기도 한다. 트림이 잦고 변비와 설사가 반복되는 증상이 나타날 수도 있다.

그런데 최근 들어 이런 증상들이 자주 먹는 음식과 밀접한 연관이 있다는 주장이 설득력을 얻고 있다. 예를 들어 고기를 자주 먹는 사람은 장내에 가스도 많이 발생하고 냄새도 좋지 않다는 것이다. 실제로 육류와 같은 단백질 식품은 장내에서 아미노산으로 분해되어 세균과 반응하는 과정에서 유독 가스를 많이 발생시킨다.

  채소나 과일 중에서도 과민성 대장 증후군을 유발하는 식품이 있다. 콩이나 감자, 고구마, 옥수수, 양배추, 브로콜리, 오이, 양파, 멜론, 참외, 사과, 배, 복숭아, 바나나, 건포도 등이 대표적이다. 예컨대 콩에는 스타치오스와 라피오스라는 올리고당이 함유되어 있는데 이들 당을 분해하는 능력이 부족한 과민 체질인 사람이 콩을 먹을 경우 복통이 오고 설사가 나는 것이다. 장 내에 유산 소화 효소가 적은 사람의 경우 버터나 아이스크림, 우유 등의 유제품을 먹으면 속이 더부룩해지고 가스가 발생하기도 한다. 오이나 참외도 칼륨의 작용으로 인해 체내 염분과 함께 쓸어내리는 배설 작용이 크기 때문에 위장이 약한 사람의 경우 오이나 참외를 먹고도 설사를 할 수 있다.

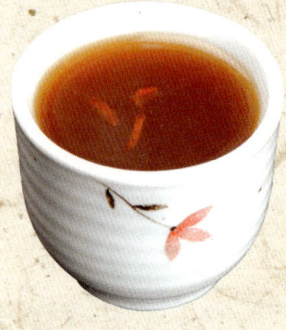

대추차
복통·설사, 불면증, 콧물·축농증,
만성 피로, 우울증

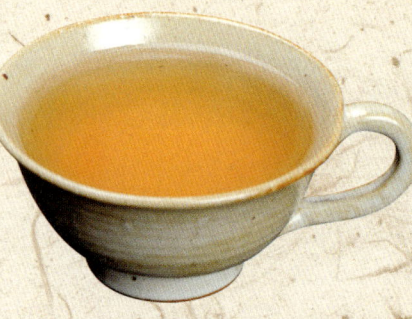

매실차
복통·설사, 여드름,
춘곤증·알레르기, 두통

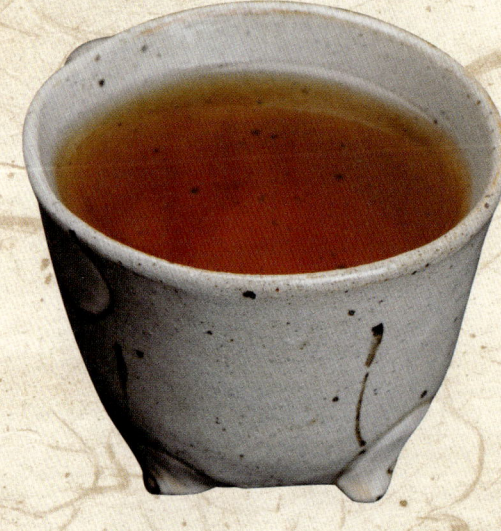

보리차
복통·설사

피부 · 비만

여드름

여드름은 호르몬 분비와 조절이 원활하지 않아서 생긴다. 주로 10대 청소년에게서 많이 나타나는데, 한방에서는 여드름이 나는 부위에 따라서 원인을 다르게 생각한다.

이마에 나는 여드름은 심장의 활동이 지나치거나 열이 많은 경우에 나며, 대추차를 마시면 열이 조금 내린다. 턱에 나는 여드름은 신장과 방광 문제로 볼 수 있다. 당귀차나 쑥차가 효과가 있다. 왼쪽 볼에 나는 여드름은 간에 열이 많다는 의미로, 국화차나 결명자차를 마시면 효과를 볼 수 있다. 오른쪽 볼에 난 여드름은 폐에 열이 많아 생기며, 삼백초차나 어성초차가 효과가 있다. 코 주변에 나는 여드름은 비위의 문제로, 소화가 제대로 되지 않아 경락이 막혀 증상이 나타난다. 이때는 과식은 금물이다.

여드름에 좋은 약차와 약재의 효능

• • 감잎차 / 감잎 감잎에는 비타민C와 칼슘, 탄닌 등의 성분이 풍부하다. 특히 감잎의 비타민C는 열에 잘 파괴되지 않는 데다 세포 재생과 미백, 여드름 완화에 효과가 좋다. 잘게 썰어 말린 감잎 2~3g을 뜨거운 물에 넣고 우려 마신다.

• • 국화차 / 국화 왼쪽 볼에 난 여드름에 효과가 있다. 왼쪽 볼의 여드름은 간과 담의 이상으로 난다고 보여지는데, 이는 곧 간에 열이 많다는 뜻이다. 신선한 채소와 과일을 많이 먹는 것이 좋고, 국화차를 자주 마시면 효과를 볼 수 있다. 향을 즐기는 차이므로 국화의 양은 기호에 따라 가감하면 된다.

• • 길경차 / 길경 피부 세포를 강화하고 피지가 생성되는 것을 막아 주는 기능이 있어 피부 건강과 여드름 치료에 좋다. 말린 도라지 30g에 감초 10g과 물 3컵을 넣고 끓여 마신다.

• • 당귀차 / 당귀 턱에 난 여드름에 효과가 좋다. 턱 주변에만 여드름이 난 경우에는 신장이나 자궁 이상을 의심해 봐야 한다. 음의 기운이 부족해서 여

드름이 날 수도 있는데, 당귀는 이때 효과가 좋다. 당귀 10g에 물 300~500ml를 넣고 은근한 불에 오랫동안 달여 마신다.

• • 매실차 / 매실 매실에는 수분이 풍부하고 유기산이 풍부하다. 칼슘·인·칼륨 등의 무기질과 카로틴도 많이 들어 있다. 해독과 살균 작용이 탁월하고, 변비 증상이 있으면서 여드름이 난 사람이 먹으면 효과를 볼 수 있다.

• • 삼백초차 / 삼백초 약모밀이라고도 하며, 말린 삼백초를 차로 끓여 마시면 이마나 턱에 난 여드름에 효과를 볼 수 있다. 삼백초는 뿌리, 줄기, 꽃이 모두 흰색이어서 붙은 이름으로, 두드러기에도 좋은 효과를 낸다. 하루 20g 정도를 끓여 차처럼 마시면 얼굴에 있는 독소가 빠져나간다. 진하게 마실 때는 삼백초 30g에 물 3L, 연하게 마실 때는 삼백초 10g에 물 2L를 넣어 끓여 마시면 된다.

• • 양배추 비타민이 풍부하여 여드름으로 인한 흉터 자국을 치료하는 데 좋다. 그냥 먹기 힘들 경우에는 다른 채소와 함께 갈아먹는다. 당근이나 사과를 같은 비율로 넣어 갈아먹으면 맛도 좋고 여드름 치료에도 효과를 볼 수 있다.

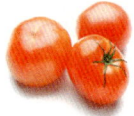
• **토마토** 비타민과 유기산이 함유되어 있어서 여드름과 지성 피부를 개선하는 데 도움이 된다.

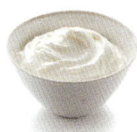
• **플레인 요구르트** 유산균이 풍부하기 때문에 대장 운동을 활발하게 해 준다. 입 주변과 턱 주변에 난 여드름을 치료하는 데 효과적이다.

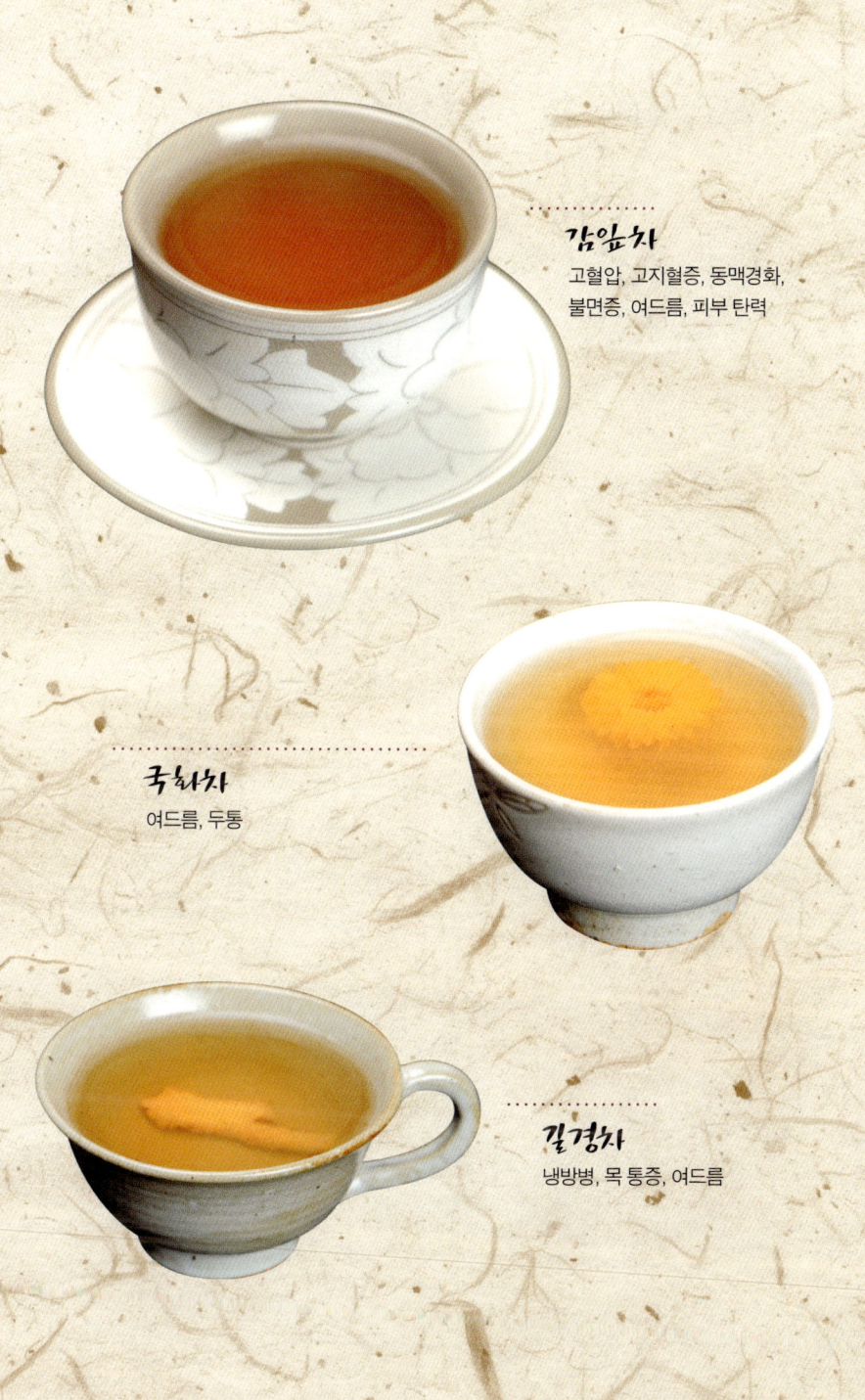

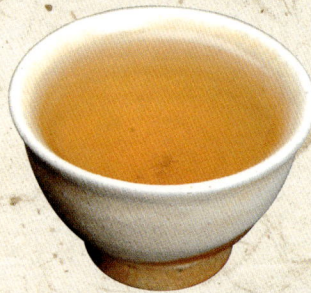

당귀차
생리통, 여드름, 협심증

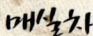

매실차
복통·설사, 여드름, 춘곤증·알레르기, 두통

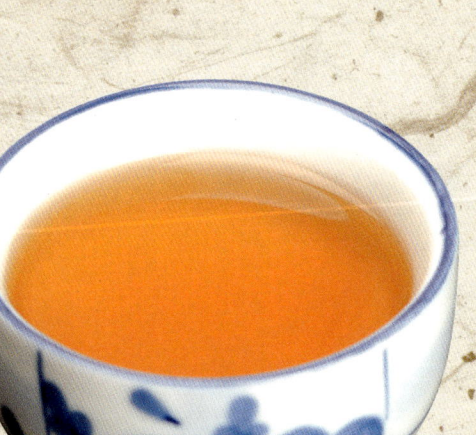

삼백초차
여드름

기미 · 주근깨

흔히 한방에서는 기미를 건강의 이상 신호로 여긴다. 특히 호르몬이 지배하는 내분비 계통이 원인인 것으로 진단하는 경우가 많다. 생체 리듬, 즉 오장육부의 균형이 깨져도 기미나 주근깨, 검버섯 같은 것이 생길 수 있다는 것이다. 특히 소화 기능을 주관하는 비장과 위장이 허약하거나 간에 울화가 맺힌 경우, 그리고 신장 기능이 나빠도 피부에 잡티가 생길 수 있다. 불규칙한 식습관과 다이어트도 문제인데, 이렇게 되면 위장의 음식물 섭취 분해 능력이 떨어져 기미 등의 잡티가 생길 수 있다.

기미 · 주근깨에 좋은 약차와 약재의 효능

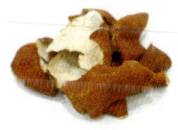

●● 백출차 / 백출 백출은 성질이 따뜻하고 독이 없으며 맛은 쓰다. 단맛과 따뜻한 성질이 비위에 작용하여 비생리적인 수분을 제거하고 비위의 기능을 도우며 기운을 북돋운다. 식욕 부진과 권태를 개선하고 얼굴빛이 누렇게 되는 증상과 묽은 대변이 나오는 증상에도 효과가 좋다. 백출 20g에 물 1L를 넣고 끓여 마시면 된다. 백출을 쌀뜨물에 3일간 담가 두었다가 햇볕에 말려 프라이팬에 볶아 가루를 낸 뒤 1스푼씩 물에 타서 꿀을 넣어 마셔도 된다.

●● 진피차 / 진피 진피는 귤나무의 열매 껍질을 말린

것으로, 맛이 맵고 쓰다. 성질은 따뜻하고 비위와 폐에 작용하며, 오래 묵은 것일수록 좋다. 진피의 맵고 따뜻한 성질이 비와 폐의 기운을 조절하여 비의 문제로 오는 식후 소화 불량을 해소하고, 폐의 문제로 오는 기침 가래와 그에 동반하여 발생하는 기미에 효과가 있다. 말린 귤 껍질 2큰술을 물 2컵에 넣고 5분 간 끓여 마시면 된다. 지나치게 오래 끓이면 차가 탁해지고 비타민C가 파괴된다.

율무차 / 율무 몸속에 정체된 혈액을 정화시키고 수분을 촉진하며 항산화 효과가 있어 기미와 잡티를 예방하고 거친 피부를 치료하는 데도 효과적이다. 쌀보다 칼로리가 4~5배나 높기 때문에 몸이 무기력할 때 먹으면 활력을 되찾을 수 있다. 단, 임신 중에는 먹지 않는 것이 좋다. 율무 30g을 달여서 차처럼 복용하거나 죽으로 끓여 먹으면 좋다. 율무 가루에 따뜻한 우유를 부어 죽처럼 개서 꿀을 적당히 섞어 얼굴에 발라도 도움이 된다.

표고버섯차 / 표고버섯 눈가에 난 잔주름과 기미를 없애는 데 효과가 좋다. 말린 표고버섯을 꿀물에 재웠다가 다시 말려 가루 내어 먹으면 효과를 볼 수 있다. 말린 표고버섯 5개에 물 5컵을 부어 중불에 20분, 약불에 20분 간 끓여 마시면 된다.

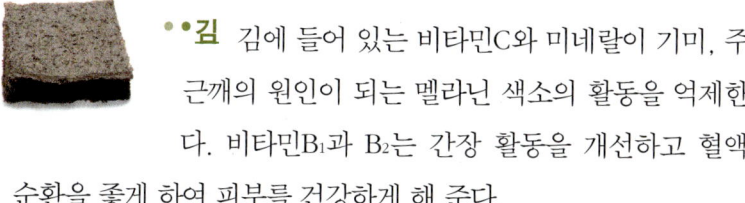

• • **김** 김에 들어 있는 비타민C와 미네랄이 기미, 주근깨의 원인이 되는 멜라닌 색소의 활동을 억제한다. 비타민B_1과 B_2는 간장 활동을 개선하고 혈액 순환을 좋게 하여 피부를 건강하게 해 준다.

• • **모시조개** 모시조개에는 간에 좋은 타우린이 풍부하다. 타우린은 담즙의 분비를 촉진하고 피로를 풀어 주어 간장의 활동을 활성화하여 기미와 주근깨를 제거한다.

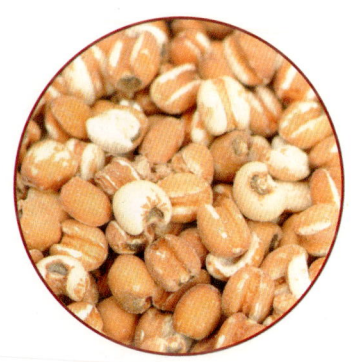

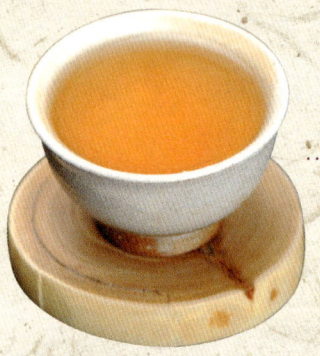

백출차
기미 · 주근깨

진피차
기미 · 주근깨

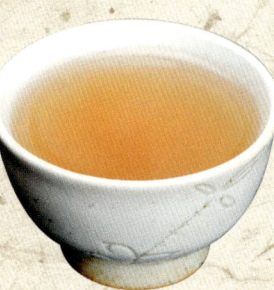

율무차
관절염, 구취, 기미 · 주근깨, 냉방병, 무릎 통증, 다이어트

표고버섯차
골다공증, 기미 · 주근깨, 성장 · 발육

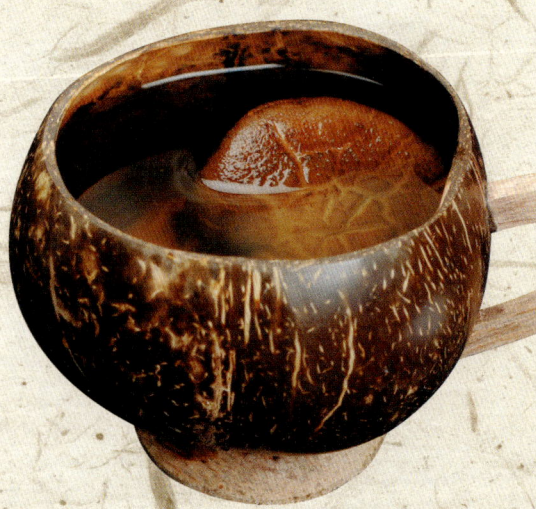

피부 탄력

아름답고 매끄러우면서도 탄력 있는 피부를 갖고자 하는 것은 모든 사람들의 바람일 것이다. 그렇다 보니 나이가 어린 사람들은 기본이고 30~40대, 나아가 60대 이상의 연령층에서도 피부 관리에 정성을 들이는 사람들이 많아졌다. 말 그대로 아름답고 곱게 늙는 것을 목표로 조금이라도 더 어리고 생기 있어 보이기 위해 노력하는 것이다. 이런 수요에 발맞추어 피부 관리를 전문으로 하는 관리 숍도 많아지고 있고, 정기적으로 피부과에 다니면서 관리를 받는 사람들도 증가하고 있다. 이렇게 비용을 들여 관리를 받는 것도 좋지만 평소에 먹는 음식을 통해서도 매끄럽고 탄력 있는 피부를 가질 수 있다. 그중에서도 콜라겐 성분이 들어 있는 식품을 많이 먹으라고 권하고 싶다. 콜라겐은 동물의 뼈나 연골, 껍질, 힘줄 등에 함유되어 있는 섬유상 단백질로, 세포를 튼튼하게 결합해 주기 때문에 피부 미용에 큰 효과를 발휘한다. 피부 표피 아래에 있는 두꺼운 진피의 약 90%가 콜라겐으로, 90% 이상이 단백질인 데 비해 지질은 1%도 안 된다. 그래서 크림이나 로션 등의 화장품에 배합하면 습윤 작용을 하고 피부에 탄력을 준다.

피부 탄력에 좋은 약차와 약재의 효능

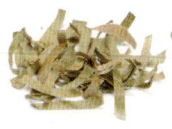 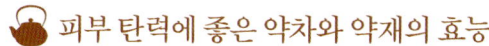 **감잎차 / 감잎** 건강차로 애용되어 온 차로, 콜라

겐이 풍부한 식품의 하나다. 비타민C와 칼슘, 인, 철 등의 무기질, 그리고 단백질과 탄수화물을 비롯해 엽록소 함량이 높아 피부 미용에 좋다.

두충차 / 두충 콜라겐이 풍부할 뿐만 아니라 무기질 등 우리 몸에 필요한 영양소가 다량 함유되어 있어서 마시면 살이 빠지는 효과를 볼 수 있다. 콜라겐의 활발한 작용은 피하 지방의 대사를 활성화하여 피하 지방이 쌓이는 것을 막아 주고, 무기질은 몸에 축적되어 있는 피하 지방을 연소시켜 준다. 두충 20~30g에 물 1L를 넣고 끓여 마시면 된다.

둥굴레차 / 둥굴레 신진대사 촉진 및 항산화 작용이 있어서 피부 노화를 방지하는 효과가 좋다. 차로 이용해도 좋지만 즙을 내어 얼굴에 바르면 미백 효과도 볼 수 있다. 특히 기운이 없거나 병을 오래 앓은 사람, 근골이 약한 사람이 먹으면 기운을 보할 수 있다. 둥굴레 30g에 물 2L를 넣고 은근한 불에서 30분 간 끓여 마시면 된다.

박하차 / 박하 수렴 작용이 뛰어난 박하는 커다란 모공이나 탄력이 떨어진 피부를 개선하는 데 효과가 좋으며, 가려움과 염증, 여드름을 개선해 준다. 특히 소화 문제나 스트레스로 인한 피부병에 특효다. 박하를 끓는 물에 넣어 우려낸 뒤 잎을 걸어 내고 마시면 된다. 향을 즐기는 차이므로 박하의 양은 기호에 따라 가감하면 된다.

••죽엽차 / 죽엽 대나무 잎을 재료로 하여 만든 차로, 은은한 향과 구수한 맛이 몸을 편안하게 해 준다. 죽엽차는 눈의 부종과 통증을 완화하여 시력이 저하되는 것을 막아 줄 뿐만 아니라 탁월한 보습 효과를 발휘한다. 말린 댓잎 10g을 물에 넣고 달여 마시면 된다.

••가자미 지느러미 밀가루를 발라 튀기거나 그냥 튀겨 먹는 등 기름을 이용해 조리해 먹는 것이 좋다. 콜라겐 손실을 최소화할 수 있는 방법은 고아 먹는 것이다.

••곶감 곶감에 들어 있는 비타민C가 조직 세포를 연결해 주는 콜라겐을 생성하고, 숙취 해소에도 큰 도움을 준다.

••닭날개 아름답고 고운 피부를 원하는 여성에게 효과적인 식품이다.

••소꼬리 콜라겐을 다량 함유하고 있으며, 근육 관절과 피부에 탄력을 주는 고단백 식품이다. 여성의 산후 보양식으로 좋으며, 당뇨와 빈혈이 있는 사람이

먹어도 좋다.

• • **은행** 은행은 잡티 제거와 뾰루지에 특효약이다. 말초의 혈액 순환을 촉진하는 효과가 있어 피부를 윤택하게 해 준다. 하지만 맛이 떫고 약간의 독성이 있기 때문에 장기간 복용하는 것은 좋지 않으며, 반드시 익혀서 먹어야 한다. 소금을 넣고 살짝 볶아서 하루 25알 정도를 먹는 것이 좋다.

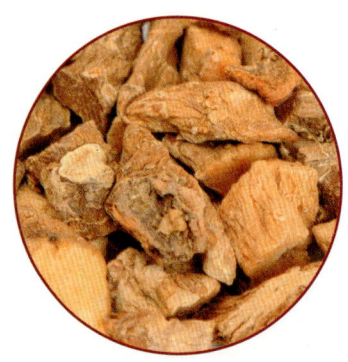

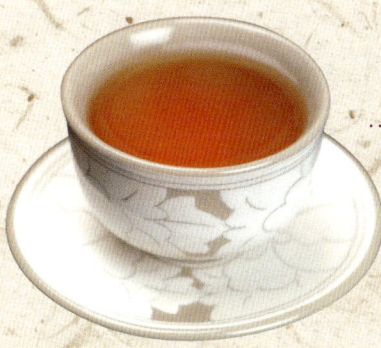

감잎차
고혈압, 고지혈증, 동맥경화, 불면증,
여드름, 피부 탄력

두충차
골다공증, 관절염, 오십견,
전립선 비대증, 피부 탄력,
허리 통증

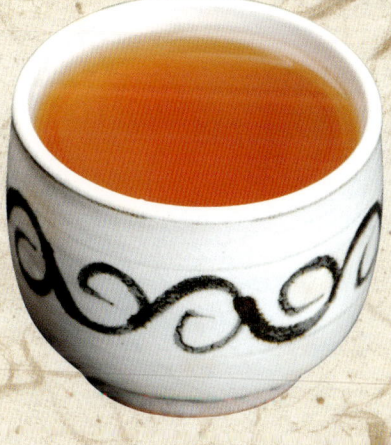

둥굴레차
피부 탄력

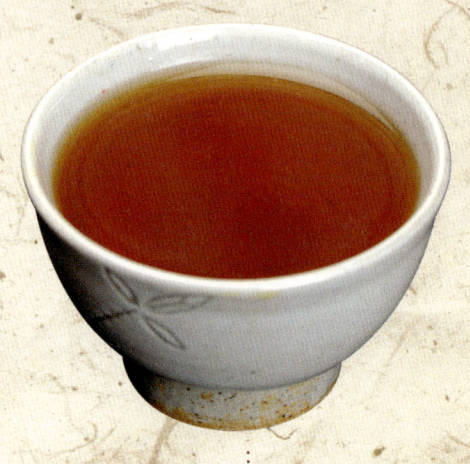

박하차
목 통증, 피부 탄력, 두통

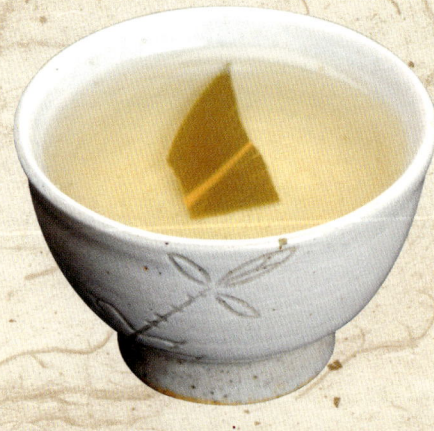

죽엽차
구취, 피부 탄력

다이어트

비만이란 섭취한 열량이 다 소모되지 못하고 체내에 축적되어 몸의 지방 조직 비율이 정상보다 많아진 상태, 즉 체지방량이 정상 범위를 초과한 상태로 일종의 영양 장애라 할 수 있다. 비만의 원인은 다양하지만 가장 큰 이유는 섭취한 열량이 소모한 열량보다 많거나 열량 소비 활동이 부족하기 때문이다. 어떤 이유에서든 섭취한 에너지가 소비하는 에너지보다 많으면 여분의 에너지가 체지방으로 축적되는 기전은 동일하다.

여분의 에너지가 발생하는 가장 큰 원인은 열량 섭취이고, 잘못된 식습관과 운동 부족, 유전으로 인한 경우도 꼽을 수 있다. 과다한 스트레스와 내분비 장애 또한 원인이 될 수 있다. 문제는 비만이 되면 고혈압·당뇨병·고지혈증·지방간·동맥경화·협심증·심근경색 등의 생활습관병과 그로 인한 합병증에 걸릴 가능성이 높아진다는 것이다. 그렇기 때문에 가능하면 열량이 과다해지지 않도록 채소와 단백질 위주의 식습관을 유지하면서 매일 꾸준한 운동을 통해 섭취한 열량을 알맞게 소모하는 것이 중요하다.

다이어트에 좋은 약차와 약재의 효능

• 다시마차 / 다시마 다시마는 영양은 풍부한 반면 칼로리가 거의 없어 다이어트에 최적이다. 색깔이 검고 두꺼우면서 굵은 것을 고른다. 다이어트에도 좋

지만 칼슘이 풍부해서 다이어트 방법으로 굶는 방법을 선택하는 젊은 여성의 골다공증 예방에도 도움이 된다. 다이어트로 인해 장의 연동 운동이 원활하지 않아서 생기는 변비에도 효과가 있다. 다시마 30g에 물 300~500ml를 넣고 끓여 하루 2~3잔 정도 마신다.

••둥굴레산약차 두 가지 모두 공복감이 심할 때 먹으면 배고픔을 해소해 주기 때문에 다이어트에 최적이다. 둥굴레 20g과 산약 2g을 달여 수시로 마시면 좋다.

••산약차 / 산약 산약에는 전분과 점액질, 사포닌, 비타민 등이 풍부하다. 콩팥 기능을 활발하게 해 주는 효과가 있어서 소변을 참지 못하거나 빈뇨 증상을 개선해 주며, 피부와 근육을 튼튼하게 해 주고 식욕을 조절하는 효과가 뛰어나 비만을 예방해 준다. 식사량이 많거나 군것질을 많이 하는 사람에게 좋다. 산약 20g에 물 400ml를 넣고 물이 1/3로 줄어들 때까지 끓여 마시면 효과를 볼 수 있다.

••율무차 / 율무 탄수화물, 지방, 단백질을 비롯해 비타민 등의 영양소가 풍부하고 자양 효과가 높아 소화력을 높여 주며 소변량을 증가시킨다. 율무를 준비하여 티를 골라낸 뒤 깨끗이 씻어 체에 밭쳐 물기를 빼고 프라이팬에서 볶아 밀폐 용기에 담아 두고 이용하면 된다. 한 번에

12~20g을 물 3컵에 넣고 반으로 줄어들 때까지 끓여 2~3회에 나누어 마시면 된다. 콩과 율무를 섞어 먹으면 효과가 배가된다.

•• 가물치 산후 조리식으로 인기 높은 생선으로, 이뇨 작용을 하는 성분이 풍부해서 인체 조직 내에 있는 수분을 몸 밖으로 배출시켜 체중을 줄여 준다. 소금이나 간장을 넣지 않고 끓여서 끼니마다 먹으면 효과를 볼 수 있다.

•• 호박 이뇨 효과가 탁월한 식품으로 알려져 있다. 잘게 썰어 짓찧은 것을 즙을 내어 공복에 마시면 효과적이다.

•• 잣 리놀산을 비롯해 식물성 지방이 많이 들어 있어서 중성 지방과 콜레스테롤이 쌓이는 것을 막아 주기 때문에 살찐 사람이 먹으면 다이어트 효과를 볼 수 있다. 일정한 양의 단백질도 들어 있어서 건강을 해치지 않으면서 효과적으로 체중을 줄여 준다. 간식으로 먹거나 죽을 만들어 먹어도 좋다.

🌰 비만 예방을 위한 식생활 지침
1 설탕이나 꿀이 들어간 음료나 후식은 제한한다.
2 지방질은 가능하면 적게 사용한다.
3 쇠고기, 돼지고기. 닭고기 등에 붙어 있는 기름은 조리하기

전이나 섭취하기 전에 모두 제거하고, 삼겹살이나 갈비처럼 기름기가 많은 부위는 섭취하지 않는다.

4 조리 방법은 튀김이나 전보다는 찜이나 구이, 조림으로 한다.
5 채소 위주의 국과 채소류 섭취량은 늘려도 좋다.
6 하루 섭취량을 염두에 두고 융통성 있게 식단을 계획한다.
7 끼니를 거르지 말고 적은 양이라도 규칙적으로 천천히(20분 이상) 식사한다.
8 외식을 할 때는 하루 섭취량을 넘지 않도록 식사량을 조절하고, 5대 영양소를 골고루 섭취할 수 있는 메뉴를 선택한다.
9 가공식품보다는 직접 조리해서 먹으려고 노력한다.

여기서 잠깐 — 잘못 알고 있는 다이어트 상식

1 단 음식을 먹으면 살찐다?

일반적으로 단 것을 먹으면 살찐다고 생각하는 사람이 많은데 그렇지 않다. 우유와 함께 먹으면 괜찮다. 단 음식은 혈액을 산성화시킨다. 그런데 우유에는 칼슘이 풍부하여 혈액이 산성화되는 것을 중화해 준다. 또 영양이 풍부해서 소화하는 데 시간이 많이 걸리기 때문에 우유를 마시면 공복감이 일시에 해결된다. 그러므로 다이어트를 하는 여성은 우유를 꾸준히 마시는 것이 좋다.

2 비만 예방에는 버터보다 마가린이 좋다?

그렇지 않다. 같은 100g의 버터와 마가린의 열량을 비교했을 때 버터는 745Kcal 마가린은 759Kcal다. 큰 차이는 아니지만 이 작은 차이가 비만의 구렁텅이로 몰아간다.

3 꿀은 먹어도 살찌지 않는다?

자연식이고 미용식이라는 생각에 꿀을 먹을 때는 안심하는 경향이 있는데, 그것은 오해다. 물론 꿀이 설탕이나 다른 당류에 비해 영양이 높고 다이어트에 좋은 식품임에는 틀림없다. 그래서 예부터 체력이 떨어졌을 때 체력 회복용으로 많이 사용되었다. 이런 사실만 보더라도 꿀을 과잉 섭취하면 안 된다는 것을 알 수 있을 것이다.

4 담배를 피우면 살이 빠진다?

금연을 하면 이상하리만치 식욕이 왕성해진다. 그래서 살이 찌는 것이 두려워 담배를 끊지 못하는 사람들이 더러 있다. 그러나 하루 40개비 이상을 피우는 남성과 30개비 이상을 피우는 여성은 모두 비만인 경향이 있다고 한다. 20개비 이하면 피하 지방과 체중이 감소하는 경향이 있다고 한다. 하지만 모든 이유를 불문하고 담배는 몸에 좋지 않기 때문에 피우지 않는 것이 좋다. 특히 흡연자 본인뿐만 아니라 다른 사람의 건강까지 위협한다는 점에서 더더욱 나쁘다. 본인의 건강은 물론 사랑하는 가족과 다른 사람을 위해서라도 담배는 피우지 않는 것이 좋다.

5 뜨거운 물에서 나올 때 냉수를 끼얹으면 살이 빠진다?

목욕은 체온을 상승시키는 역할을 한다. 그래서 따뜻한 물에서 나올 때 차가운 물을 뿌리는 사람들이 있다. 이렇게 하면 피하의 혈관이 수축되어 발산되는 열이 없어지고, 내열이 상승하여 신진대사가 왕성해지면서 자연스럽게 지방이 연소된다. 하지만 심장이 약한 사람에게 냉수 자극은 금물이다. 갑작스런 자극으로 인해 심장이 멈춰 사망에 이를 수도 있고, 고혈압 위험도 커지므로 온수욕 후에 갑자기 냉수욕을 하는 것은 피해야 한다.

6 소주는 맥주보다 살이 덜 찐다?

술을 칼로리가 낮은 것부터 나열해 보면 맥주, 와인, 청주, 소주, 위스키, 브랜디, 보드카 순이다. 그런데 여기에도 함정이 있다. 알코올의 칼로리는 큰 문제가 되지 않는다. 문제는 술과 함께 먹는 안주다. 취한 나머지 안주를 마구 먹게 되면 어떤 알코올 음료를 마시더라도 뚱뚱해질 수밖에 없다. 당뇨병을 앓고 있으면서 술을 좋아하는 사람들 중에 "다른 술은 안 되도 소주는 괜찮다."고 말하는 사람도 있는데 그렇지 않다는 것을 유념해야 한다.

7 먹고 바로 누우면 소화가 안 된다?

음식을 먹고 난 뒤 가능하면 소화가 어느 정도 된 뒤에 눕는 것이 좋긴 하지만 바로 눕는다고 해서 나쁠 것은 없다. 그런데 기왕이면 오른쪽으로 눕는 것이 좋다. 그러면 위에 들어간 음식이 장 쪽으로 쏠려 오히려 소화가 잘된다.

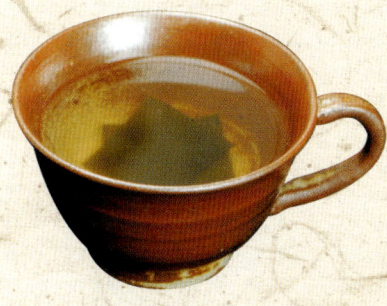

다시마차
다이어트, 뇌졸중, 불면증, 탈모, 고혈압, 고지혈증

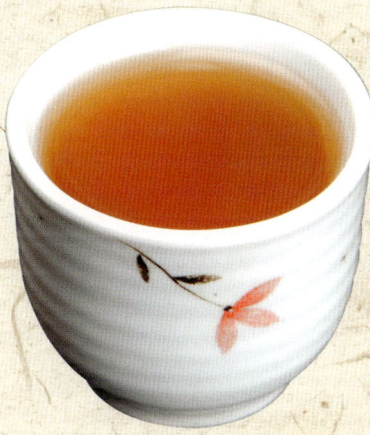

둥굴레 산약차
다이어트

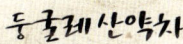

산약차
소화 불량, 다이어트

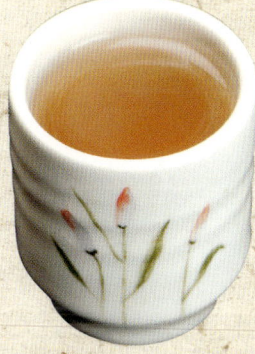

율무차
관절염, 구취, 기미 · 주근깨, 냉방병, 무릎 통증, 다이어트

二

대상에 따른 질환과 효과적인 약차와 약재

남성

전립선 비대증

　전립선은 하복부의 앞부분에 서 있는 분비샘이라는 뜻으로, 선 조직과 이를 둘러싼 섬유근 조직으로 이루어진 기관이다. 남성만이 가지고 있으며, 방광과 요도의 경계 부위에 밤알을 뒤집어 놓은 형태를 띠고 있다. 출생 후에는 발견하기 힘들 정도로 작지만 사춘기가 되어 남성 호르몬의 분비가 왕성해지면 조금씩 커져 성인이 되면 15~20g 정도에 이른다. 전립선은 정액의 30%를 생산하고 정자에 영양을 공급하여 활성을 주며 수정이 잘되도록 돕고 요로 감염을 방지하는 등의 역할을 한다. 전립선액은 20~30개의 작은 전립선관을 통해 우윳빛 액체를 분비함으로써 정자와 함께 배출되는데, 강산성인 질 내부를 중화시켜 정자가 살아남을 수 있도록 하는 환경을 조성하여 수정을 위해 정자가 나팔관까지 도달할 수 있도록 에너지를 제공하는 중요한 역할도 한다. 하지만 나이가 들면, 특히 60대 이상이 되면 노화 현상으로 인해 차츰 커지는 증상이 발생하는데 이것이 바로 전립선 비대증이다.

　게다가 전립선은 요도를 감싸고 있는 만큼 배뇨 장애를 일으키는 중요 기관이다. 전립선 질환으로는 전립선 비대증, 전립선염, 전립선암 등을 꼽을 수 있는데, 이들 증상이 있을 때는 모두 전문의의 진단을 받아야 한다.

　한의학에서는 전립선염을 건강하지 않은 생활 습관과 과도한 음주, 그리고 부적절한 식생활로 인해 비위 기능이 약화되어 습이 발생하기 때문에 생기거나 습열과 열독이 아랫배로 몰려서 생긴다고 본다. 그 밖에도 정신적으로 스트레스를 많이 받거나 차가운 기운이 간에 울체하여 생기기도 하며, 선천적으로 허약하거나 후천적으로 많이 사용하여 발생하기도 한다. 전립선 질환을 예방하기 위해서는 가능하면 음주를 줄이고 과로하지 않도록 주의하고 무리한 성생활은 하지 않는 것이 좋다.

🫖 전립선 비대증에 좋은 약차와 약재의 효능

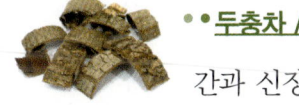

•• 결명자차 / 결명자　오장을 이롭게 하는 효과가 있어 황달, 신우염, 각기병, 신장병, 폐결핵, 늑막염, 신경통 등에 효과가 좋다. 결명자 20g에 물 2L를 넣고 끓여서 수시로 마시면 효과를 볼 수 있다.

•• 두충차 / 두충　두충은 강압 및 이뇨 작용을 하고 간과 신장을 보하며 몸을 강하게 해 준다. 어지러

움증과 불면증을 치료하는 데도 효과가 좋다. 힘줄과 뼈를 튼튼하게 하고 태아를 안정시키는 효능도 있다. 신장이 냉하고 피로하며 허리와 다리가 시린 증상을 치료하는 데도 효과가 좋다. 두충 20~30g에 물 1L를 넣고 끓여 꿀을 타서 마신다.

••**옥수수염차 / 옥수수염** 이뇨 작용이 뛰어나 전립선 비대증에 효과가 있다. 옥수수염 20g에 물 600ml를 넣고 끓여 마신다.

••**질경이차 / 질경이** 항염증 및 상피화되는 것을 촉진하는 효과가 있는 다당류가 들어 있어서 비뇨기 계통의 염증을 치료하는 데 쓰인다. 이뇨 작용이 뛰어나 수분 배설을 늘려 주고 요소와 염화나트륨, 요산의 배설을 촉진하기도 한다. 설사를 멈추게 하는 효과도 있어서 소변과 관련된 병을 치료해 준다. 차전초 5~20g을 물 500ml에 넣고 끓여 마시면 된다.

••**검은콩 식초** 검은콩 식초도 전립선에 좋다. 검은콩을 식초에 잰 뒤 일주일 동안 숙성하여 한 번에 10알씩 먹으면 된다. 먹고 나면 소변이 시원하게 나와 전립선 비대증을 치료할 수 있다.

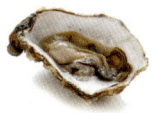

••**굴** 굴에는 아연이 풍부해서 정상적인 남성 호르

몬은 증가시켜 주고 비정상적인 남성 호르몬이 생성되는 것은 막아 주기 때문에 전립선 비대증 치료에 효과가 좋다.

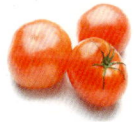 **마늘** 마늘은 항암 작용 및 항균·해독 작용이 뛰어나 생으로 먹거나 구워 먹으면 전립선 비대증 치료에 도움이 된다. 단, 맛이 매우 자극적이므로 하루에 2~3쪽 정도만 섭취하는 것이 좋다.

토마토 풍부한 리코펜이 전립선암을 예방해 준다.

호박씨 혈압을 조절하고 호르몬 분비를 정상화해 주는 효능이 뛰어난 호박씨도 전립선 비대증에 효과가 좋다.

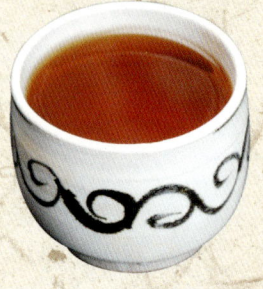

결명자차
전립선 비대증, 충혈 · 안구 건조증

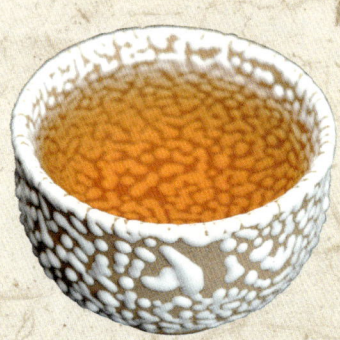

두충차
골다공증, 관절염, 오십견, 전립선 비대증,
피부 탄력, 허리 통증

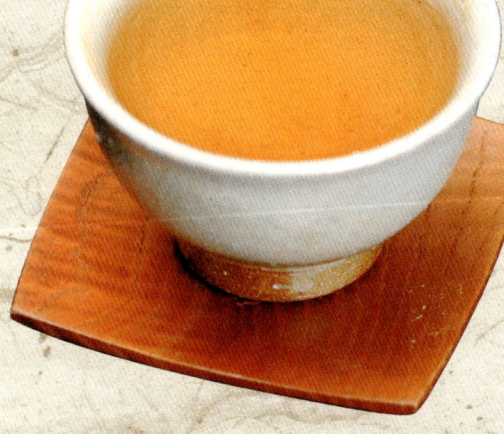

옥수수수염차
부종 · 수분 대사 정체, 전립선 비대증

질경이차
전립선 비대증

숙취

 술이 흡수되고 대사되는 과정을 보면 알코올은 입 안에서 극소량만 흡수되고 위에서 20%, 나머지는 소장에서 흡수된다. 흡수된 알코올은 혈관을 통해 간으로 가는데, 90% 이상이 간에서 분비되는 알코올 분해 효소에 의해서 아세트알데히드를 거쳐 다시 식초산으로 분해된다. 1시간에 보통 10~15g 정도의 알코올이 분해되는데, 과음을 하면 간이 분해 능력을 제대로 발휘하지 못해 간에 문제가 생긴다.
 숙취는 취할 때까지 술을 마신 사람들이 주로 경험하는 증상으로, 빈번히 나타나면서도 유쾌하지 못한 신체적·정신적 증상 또는 현상을 말한다. 대부분 전날 마신 술 때문에 다음 날 아침에 두통이나 근육통, 구역질, 어지러움, 권태감, 무기력증 등의 증상이 나타나는 것을 말한다.
 숙취의 가장 큰 원인은 알코올 분해 과정에서 생기는 아세트알데히드 때문이다. 아세트알데히드의 양이 많아지면 혈압이 떨어지고 뇌의 혈액 순환이 원활하지 않아 두통이 생긴다. 숙취로 인해 기운이 없고 머리가 아프며 속이 울렁거리고 심하면 토하는 증상이 나타나기도 하는데, 이는 아세트알데히드가 위 점막을 자극하기 때문이다.

숙취에 좋은 약차와 약재의 효능

녹차 녹차 잎에 들어 있는 폴리페놀이 아세트알데히드를 분해하는 데 도움을 주어 숙취를 풀어 준다. 많이 준비해 놓고 물처럼 수시로 마시면 좋다.

식초생강차 맛이 강하고 자극적인 생강에 식초를 넣어 먹으면 위에 부담이 될 것이란 생각이 들 것이다. 하지만 숙취로 인해 위장이 지치고 구역질이 나거나 두통이 있을 때 식초생강차를 마시면 효과를 볼 수 있다. 얇게 썬 생강을 식초에 4~5일 정도 절이면 완성. 술 마신 다음 날 아침에 생강 2~3조각을 잔에 넣은 뒤 뜨거운 물을 붓고 꿀을 섞어 마시면 된다.

오미자차 / 오미자 숙취 해소는 물론 수렴·자양·강장·강정·보신 등의 효과를 가진 차다. 오장을 보양하고 눈을 밝게 하는 효과도 있다. 끓여서 냉장 보관해 두고 시원하게 마시면 더욱 좋다. 오미자 30g에 물 4컵을 붓고 끓여 마시면 된다.

유자차 / 유자 유자는 숙취의 명약으로 알려져 있을 만큼 숙취 해소에 효과가 좋은 과실이다. 유자에 풍부한 비타민C가 알코올이 분해되는 것을 도와 몸속에 남아 있는 술기운을 제거해 주기 때문이다. 시중에 파는 것을 구입하여 이용할 수도 있지만 설탕과 유자만 있으면 누구나 쉽게 만들 수 있으므로 직접 만들어 마시는 것도 좋다.

갈근차 / 갈근 고혈압, 감기, 두통, 편도선염, 해열, 당뇨, 숙취 등에 주로 이용된다. 주독을 푸는 데는 꽃이 더 효능이 좋다고 하나 칡뿌리도 좋다. 즙이나 차로 만들어 냉장 보관해 두고 물에 타서 마시면 숙취 해소에 큰 도움이 된다.

북어 북어에는 음주로 인해 생긴 유해 산소를 제거하는 메티오닌 성분이 풍부하다. 또한 북어는 다른 생선에 비해 지방 함량이 낮아서 맛이 담백하고 개운하며, 술로 인해 피로해진 간을 보호해 주는 아미노산이 풍부하다.

오이 오이차를 마시거나 술 마시기 전에 오이즙을 마시면 좋다. 하지만 오이는 음의 성질이 강하기 때문에 몸이 냉하거나 혈압이 낮은 사람, 그리고 빈혈이 있는 사람은 섭취에 주의해야 한다. 소금을 약간 첨가하여 마시면 음의 성질을 조금 줄일 수 있다. 칼로리가 높은 안주 대신 오이를 안주로 먹는 것도 좋은 방법이다.

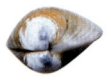

••조개 타우린과 베타인 성분이 강정 효과를 발휘하고 간장을 보호해 준다.

••콩나물 뿌리 술 마신 다음날 콩나물국으로 해장을 하는 데는 그만한 이유가 있다. 특히 콩나물 뿌리에는 알코올이 분해되는 것을 촉진하는 아스파라긴산 성분과 비타민C가 풍부해 숙취 해소에 효과가 좋다. 음주 후 잠들기 전이나 다음날 아침에 콩나물국을 먹으면 좋다.

여기서 잠깐 효과적인 숙취 예방법과 해소법

1 굴에 생강과 식초를 넣어서 그대로 먹으면 음주로 인해 가슴이 답답하고 열이 나는 증상이 해소되고 갈증이 멎는다.

2 빈속에 술을 마시면 빨리 취하므로 술을 마시기 전에는 반드시 식사를 한다. 반대로 배가 부른 상태에서 술을 마시면 알코올이 흡수되는 속도가 느려진다. 또 노래를 하게 되면 호흡을 통해 알코올 대사물이 빨리 배출되어 숙취 해소에 도움이 된다.

3 술을 마시는 도중에 틈틈이 물을 마시면 혈중 알코올 농도가 희석되고, 술로 인한 탈수 현상도 막을 수 있다.

4 2가지 이상의 술을 섞어 마시면 알코올 농도가 체내에서 가장 빨리 흡수되는 20% 안팎이 되기 쉽다. 그러므로 가능하면

술은 한 종류로 통일하는 것이 좋다. 부득이하게 종류를 바꿔야 할 때는 약한 술에서 독한 술로 바꾸는 것이 좋다.

5 안주는 간세포의 재생을 돕는 두부나 고기, 생선, 치즈 등의 고단백 식품이 좋다.

6 우유에는 칼슘이 많이 들어 있어서 잠을 유도하므로 잠자리에 들기 전에 따끈한 우유 한 잔을 마시면 도움이 된다.

7 혹사당한 간세포의 빠른 회복을 돕기 위해 아침에 일어나 채소 주스나 보리차, 생수, 저지방 우유를 마시는 것이 좋다. 꿀물이나 사과, 딸기, 감귤, 키위 등을 섭취하면 음주로 인해 떨어진 혈당을 높이는 데 도움이 된다.

8 평소에 균형 잡힌 식사를 통해 간장 기능을 좋게 해 두면 숙취로 인한 고생을 줄일 수 있다.

9 단 음식과 수분을 충분히 섭취하면 숙취로 인한 불쾌감에서 빨리 벗어날 수 있다. 그래서 술을 마신 뒤 과일을 먹거나 꿀물, 홍차, 주스 등을 마시면 과당이 알코올 분해를 촉진할 뿐만 아니라 아세트알데히드의 농도를 낮춰 준다.

10 안주를 적당히 먹고 대화를 많이 하면서 천천히 마신다. 알코올이 천천히 흡수되는 데다 여러 가지 영양소가 간장 기능을 활성화하여 알코올이 분해되는 것을 도와주기 때문이다.

11 탈수 증상이 있을 때는 물이나 차, 커피, 스포츠 음료 등으로 수분을 충분히 공급해 준다.

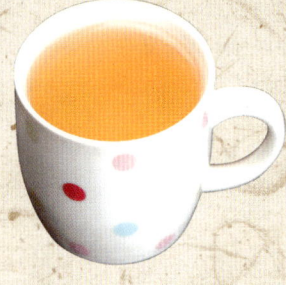

녹차
구취, 숙취, 집중력 상승, 탈모

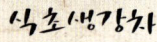

식초생강차
숙취

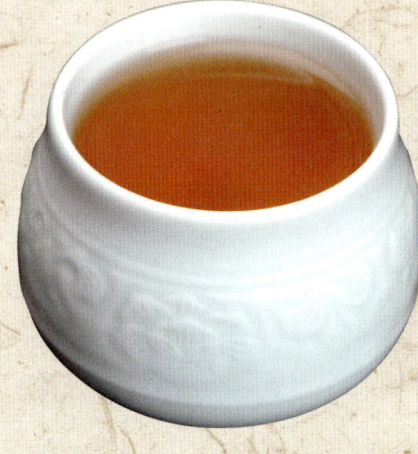

오미자차
만성 피로, 목 통증, 숙취, 당뇨, 심계·정충

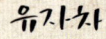

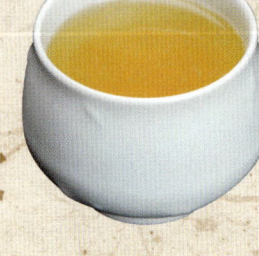

유자차
목 통증, 숙취

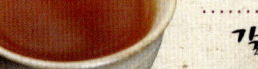

갈근차
갱년기 증상, 숙취, 콧물·축농증, 냉방병

여성

갱년기

자궁과 난소의 기능이 약해지면 가슴이 떨리고 얼굴이 갑자기 붉어지는 증상이 나타난다. 이른바 갱년기에 접어들면서 안면 홍조와 가슴이 답답한 증상을 호소하는 것도 이 때문이다. 혈액이 부족하고 생리가 멈추며 식은땀이 바짝바짝 나고 가슴이 두근거리며 속에서 열이 올라와 얼굴이 화끈거리는 것도 갱년기 증상의 대표적인 예다. 이유 없이 가라앉거나 쉽게 흥분하는 등 감정의 기복도 심해진다. 심각한 경우 우울증에 걸리기도 한다. 이 경우 호르몬제 등을 통해 약물 치료를 받는 방법도 있지만 그보다 더 중요한 것은 항상 마음을 편안하게 하고 적절한 운동과 함께 식이요법을 병행하는 것이다. 특히 최근에는 30대에 조기 폐경을 맞는 여성이 증가하고 있으므로 이와 비슷한 증상을 겪고 있거나 이상 증상을 느낀다면 빨리 병원을 찾는 것이 좋다.

🍵 갱년기 증상에 좋은 약차와 약재의 효능

••갈근차 / 갈근 여성의 몸에서 생성되는 에스트로겐은 폐경이 되면 그 양이 줄어든다. 에스트로겐의 중요한 역할은 뼈 속의 칼슘 출입을 관장하는 것이다. 그래서 폐경이 되면 에스트로겐 생산이 중단되어 칼슘의 단속이 어려워져 골다공증이 빈번하게 나타나는 것이다. 그런데 석류나 콩 등에는 이 에스트로겐과 비슷한 효능을 가진 식물성 에스트로겐이 풍부하다. 칡의 에스트로겐 함량은 콩의 30배이고, 생칡의 에스트로겐 함량은 무려 석류의 600배에 달한다. 특히 즙으로 이용하면 더욱 효과적이다.

••석류 석류 껍질 속에 들어 있는 탄닌 성분은 고혈압과 동맥경화에 좋다. 폐경을 겪으면서 동맥경화가 심해지는 경우가 많은데, 석류를 꾸준히 섭취하면 예방이 가능하다.

••우유 밤에 잠이 잘 오지 않는 불면증을 호소하는 갱년기 여성이 많다. 잠을 자기 위해 술을 마시는 사람도 있는데, 술은 마실수록 내성이 생기는 데다 과할 경우 알코올 중독의 위험이 있으므로 가능하면 자제하는 것이 좋다. 술 기운에 잠이 든다 해도 술은 잠의 질을 떨어트리고 수면을 방해한다. 그보다는 우유를 마시는 것이 좋다. 우유에 들어 있는 트립

토판 성분이 불면증을 해소하는 데 도움을 주고 기분을 좋게 하여 우울증까지 해소해 주기 때문이다.

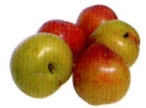

••자두 보론이라는 성분이 여성 호르몬을 촉진해 준다.

••콩 갱년기 여성의 가장 큰 고민이자 전체 갱년기 여성의 2/3가 겪고 있는 것이 요실금이다. 시도 때도 없이 갑자기 소변이 나오다 보니 일상생활에 지장을 받는 것은 물론 외출하는 것조차 꺼려질 때가 있으며, 심하면 우울증까지도 유발할 수 있다. 요실금에는 콩을 충분히 섭취하는 것이 좋다. 콩에 들어 있는 이소플라본 성분이 여성 호르몬 역할을 대신해 주기 때문이다. 특히 검은콩에 많이 함유되어 있으므로 검은콩을 많이 먹을 것을 권한다. 골다공증을 예방하고 성기능 장애를 회복시켜 주는 효과도 있다.

••크랜베리 갱년기 여성이 잘 걸리는 질병 가운데 하나가 방광염이다. 방광염은 외음부 생식기인 질과 항문 주위의 균이 짧은 요도를 통해 방광으로 올라가서 걸린다. 크랜베리에는 세균의 침투를 방지하는 성분이 들어 있어서 방광염을 예방해 준다.

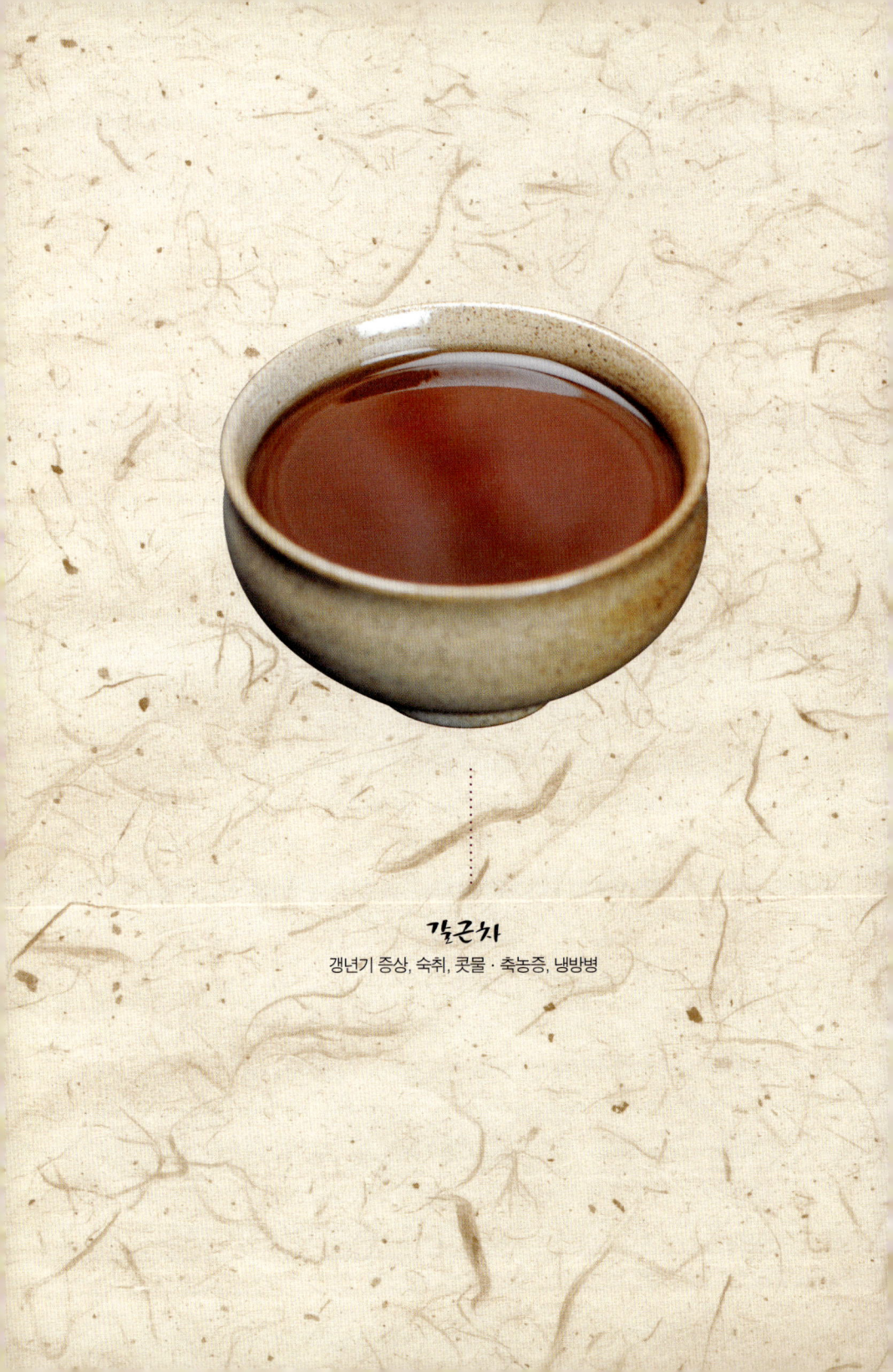

갈근차
갱년기 증상, 숙취, 콧물 · 축농증, 냉방병

생리통

생리통은 생리 기간 중의 통증뿐만 아니라 생리 전후에 걸쳐 하복부가 뻐근하고 불편한 증상까지 모두 포함한다. 유방이 팽창하면서 단단해지고 생리 혈에 핏덩어리가 함께 나온다면 어혈(瘀血)이 원인인 경우가 많다. 이때는 자궁의 정체된 혈액을 풀어서 내보내야 하는데, 익모초가 효과적이다. 생리를 전후하여 팔다리가 저리면서 통증이 오기도 하는데, 이는 몸이 허약해 혈액이 부족한 데서 비롯된 증상이다. 이때는 몸을 따뜻하게 유지하고 혈액 순환을 도와주는 부추를 먹으면 좋다. 생리 혈이 묽으면서 냄새가 심하고 질 부분이 아래로 빠지는 것처럼 아픈 것은 몸속의 불순물이 원활하게 배출되지 못하기 때문이다. 이때는 몸을 따뜻하게 하여 땀을 조금 내 주면 순환이 촉진되어 통증이 완화된다. 자궁근종이나 자궁내막염 등의 질환으로 인해 생리통이 오는 경우도 있다. 이런 증상이 있을 때는 반드시 병원을 찾아 원인을 밝혀내야 한다.

생리통에 좋은 약차와 약재의 효능

당귀차 / 당귀 당귀는 자궁의 혈액 순환을 좋게 하고 자궁 근육의 긴장을 풀어 주기 때문에 생리통뿐만 아니라 빈혈에도 효과가 좋다. 당귀 15~20g을 물에 달여 하루 3회에 걸쳐 식후에 복용하거나 가루로 만들어 한

번에 3~4g씩 하루 3회 복용하면 좋다.

•• 부추즙차 / 부추 부추즙에 뜨거운 물을 섞어 마시면 몸이 따뜻해지면서 격한 통증이 완화된다. 부추 50g을 믹서에 넣고 갈아 황설탕이나 꿀을 넣고 뜨거운 물을 부어 마시면 된다. 단, 평소에 설사를 자주 하는 사람은 많이 마시지 않는다.

•• 생강차 / 생강 생강은 몸을 따뜻하게 해 주는 효과가 있다. 생강을 사다 다듬어 직접 달여 마셔도 좋고 시중에서 파는 생강차를 뜨거운 물에 타서 수시로 마셔도 좋다. 집에서 끓일 때는 생강을 사탕 크기로 썰어 3조각 정도 넣고 물 2컵을 부어 약한 불에 30분 정도 끓여 마시면 된다.

•• 쑥차 / 쑥 혈액 순환을 원활하게 하고 진통을 완화해 준다. 30g을 달여 찌꺼기는 짜 버린 뒤 달걀 흰자와 섞어 하루 3회 식전에 먹으면 된다. 마른 쑥 500g을 솥에 넣고 센 불로 볶아 천에 넣어 아랫배에 올려 30분씩 찜질을 해도 효과를 볼 수 있다.

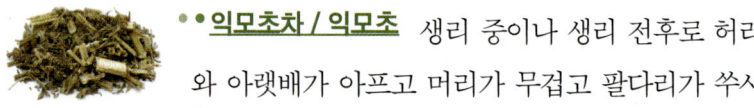

•• 익모초차 / 익모초 생리 중이나 생리 전후로 허리와 아랫배가 아프고 머리가 무겁고 팔다리가 쑤시

고 아픈 데 익모초보다 좋은 약이 없다. 익모초는 말 그대로 여성에게 유익한 약재로, 잎과 줄기, 씨앗을 모두 약으로 쓴다.

생리통에 활용할 때는 다음과 같은 방법을 따르면 된다. 먼저 익모초 3kg을 잘게 썰어 물에 넣고 푹 끓인다. 물이 반으로 줄어들면 찌꺼기는 짜 내고 남은 즙만 걸러 다시 약한 불에 달여 고약처럼 만든다. 고약이 된 익모초액을 항아리에 담아 두고 하루 3회 식사 시간에 뜨거운 물에 타서 마신다. 맛이 쓰므로 기호에 따라 꿀을 첨가해도 된다.

한 달 정도 꾸준히 마시면 효과를 볼 수 있다. 생리통은 물론 생리 불순과 냉증을 치료하는 데도 효과가 좋고, 피부 미용에도 좋다.

••홍화차 / 홍화 홍화는 성질이 따뜻하고 독이 없으며 약간 매운 맛이 나는 약재다. 혈액 순환을 좋게 하고 생리통을 완화해 준다. 피가 뭉쳐 혈액 순환이 원활하지 않으면 아랫배와 손발이 차가워지면서 생리가 다달이 오지 않거나 생리 전후로 피부에 트러블이 생기는데, 이럴 때 먹으면 효과를 볼 수 있다. 홍화 5g을 주전자에 넣고 5분 간 끓여 마시면 된다.

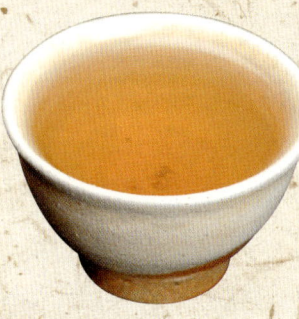

당귀차
생리통, 여드름, 협심증

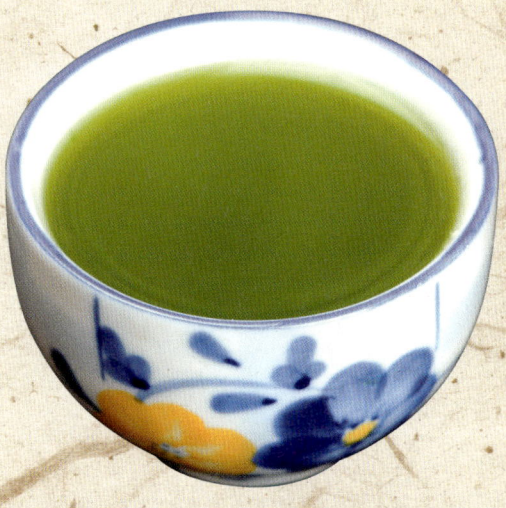

부추즙차
생리통, 허리 통증

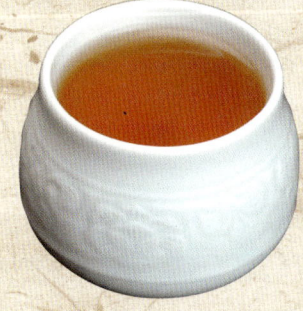

생강차
냉방병, 목 통증, 생리통, 소화 불량, 콧물 · 축농증

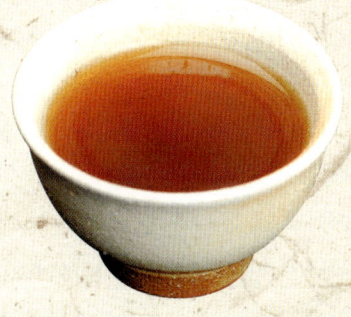

쑥차
생리통

익모초차
생리통

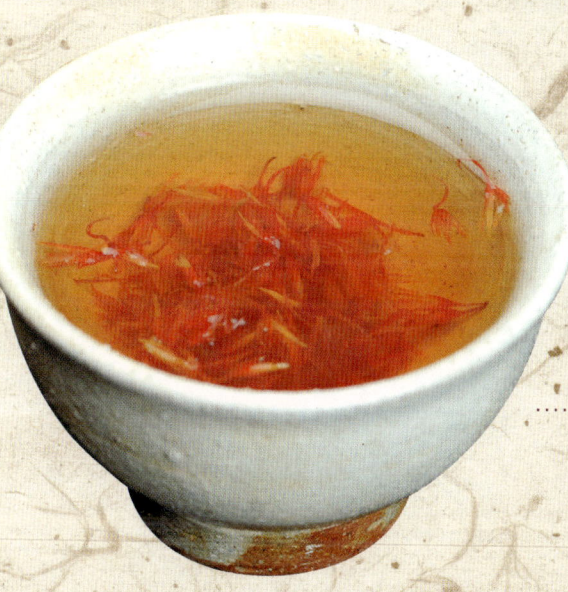

홍화차
생리통, 오십견

임신

건강한 아기를 출산하고, 출산 후에 수유를 하고, 또 산모의 건강을 위해 임신기와 수유기에는 특별히 영양에 대한 배려를 해야 한다. 이는 산모가 임신이나 수유 중에 '둘을 위해 먹어야 한다'는 생각을 가져야 한다는 말이지 평소 섭취량의 두 배를 먹어야 한다는 말은 아니다.

그렇다고 해서 임신기나 수유기에 특별히 필요한 영양소는 없다. 단, 임신 중에는 비임신기에 비해 열량과 단백질, 무기질, 비타민 필요량이 증가하므로 균형 잡힌 식사를 통해 영양을 충분히 보충해 줘야 한다.

임산부에게 좋은 약차와 약재의 효능

미역 산모에게 최고로 좋은 식품으로 알려져 있으며, 심장과 혈관 운동, 신진대사 증진에 효과가 좋다. 그래서 산후 조리 시에 반드시 챙겨 먹는다. 그중에서도 가장 주목해야 할 성분은 요오드다. 요오드는 갑상선 호르몬인 티록신을 만드는 데 필요한 구성 성분으로, 체내 요오드의 50% 정도가 갑상선에 있다. 티록신은 심장과 혈관 활동을 조절하고 체온과 땀을 조절하며 신진대사를 증진시키는 역할을 한다. 특히 신진대사가 왕성한 사람에게는 요오드가 더 많이 필요하다. 미역은 또한 혈액을 맑게 해 주는 청혈제이자, 칼슘도 풍부하여 골격과 치아 형성에도 중요한 역할을 한다. 점성 다당류인 알긴산이 들어 있어서 변비와 비만을 예방하는 데도 효과가 좋다.

··생수 약차는 체질에 따라 부작용이 있고 태아에 미치는 영향도 고려해야 한다. 임산부는 생수를 많이 마시는 것이 가장 좋다.

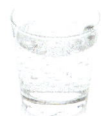

··시금치 대표적인 녹황색 채소로, 유산을 예방하는 데 효과적인 비타민E가 풍부하고 엽산 보충원으로서도 효과가 뛰어나다. 나물이나 국으로 이용하면 된다. 푸른 잎에는 카로틴이 많으며, 칼슘과 철분이 풍부하여 성장기 어린이의 발육과 영양에도 매우 좋다.

··연근 연근은 몸에 철분을 공급하여 빈혈과 어지럼증을 막아 준다. 자궁 환경을 좋게 하고 자궁 출혈을 막아 주며 양수를 정화하는 효과도 있다.

··우유 단백질, 비타민, 칼슘 등이 풍부한 완전 식품일 뿐만 아니라 소화가 잘되어서 건강에 좋다. 하루에 한 잔 정도 마시는 것이 적당하다.

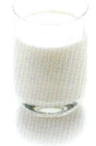

··콩 콩은 해독 작용이 뛰어나 부종을 완화해 준

다. 두뇌 건강에도 좋아서 뇌가 생성되는 태아에게 좋다.

••토마토 풍부한 리코펜이 유방암과 전립선암, 소화기 계통의 암을 예방해 준다. 비타민C가 풍부하여 2개만 먹으면 하루에 필요한 비타민C를 보충할 수 있다.

임신 중에 필요한 영양소

열량 임신 중 하루 열량 권장량은 다음과 같다. 이 수치는 1일 열량 소비량에 임신 중 기초 대사의 증가, 태아와 태반의 성장, 모체 관련 조직의 증대, 체중 증가, 모체 내 지방 축적, 모유 분비의 준비 등을 감안하여 설정된 것이다.

- 비임신기 : 2,000kcal
- 임신 전반기 : 2,150kcal
- 임신 후반기 : 2,350kcal
- 수유기 : 2,500kcal

단백질 임신 중에는 특별히 단백질의 중요성과 필요량이 강조된다. 태아의 발육 성장을 위해 다량의 단백질이 필요하기 때문이다. 태아 부속물의 형성, 모체에 있어서 자궁의 비대, 유선 발육, 혈액량 증가, 그 밖에 장기의 증식 비대 및 임신 중독증 예방을 위해서도 양질의 단백질이 필요하다. 특히 생선이나 두부, 고기를 매일 섭취하지 않으면 단백질이 부족해지기 쉬우므로 임산부는 식사를 통해 이들 식품을 꾸준히 섭취해야 한다. 부족한 경우 대사 장애나 임신 중독증이 일어나거나 미숙아를 출산할 수 있다. 하루에 섭취해야 할 단백질 필요량은 다음과 같다.

- 비임신기 : 60g
- 임신기 : 75g
- 수유기 : 80g

칼슘 칼슘은 체내 골격과 치아의 대부분을 차지하는 성분으로, 근육 수축, 혈액 응고, 혈액의 삼투압 등에 중요한 작용을 한다. 칼슘을 효과적으로 보충하기 위해서는 우유 및 유제품, 두부, 뼈째 먹는 생선을 많이 먹는 것이 좋다. 우유를 먹으면 속이 거북하거나 설사를 하는 사람은 따뜻하게 데워 천천히 씹어 마시거나 요구르트나 치즈, 유당 분해 우유(락토우유)를 마실 것을 권한다.
 채소에도 칼슘이 들어 있는데, 채소에 들어 있는 칼슘은 몸에 흡수되기 어렵다는 것이 단점이다. 그러므로 채소 요리를 할 때는 화학 조미료 대신 멸치 가루를 사용하여 맛을 내는 것이 좋다. 그리고 가능하면 칼슘 흡수에 방해가 되는 인스턴트식품이나 청량 음료, 가공 식품, 짠 음식에 들어 있는 나트륨, 카페인이 들어 있는 음료의 섭취는 제한하는 것이 좋다. 하루에 섭취해야 할 칼슘 섭취량은 다음과 같다.

- 비임신기 : 700mg
- 임신기 : 1,000mg
- 수유기 : 1,100mg

철분 임신기에는 모체의 혈량이 50% 이상 증가하고 태아의 혈액도 신생되기 때문에 다량의 철분이 요구된다. 또 태아의 간에 다량의 철분이 저장되어 출생 후 수개월 간 정상적인 성장과 영아 빈혈 예방에 이용되기 때문에 철분을 충분히 공급하는 것이 중요하다.

철분은 주로 고기(특히 쇠고기)와 간, 달걀, 녹색 채소 등에 많이 함유되어 있다. 특히 비타민C가 많이 들어 있는 채소나 과일(귤, 딸기 등)과 함께 먹으면 흡수율이 더욱 높아진다. 반대로 커피나 콜라, 녹차는 철분이 흡수되는 것을 저해할 수 있으므로 가능하면 함께 먹지 않는 것이 좋다. 하루에 섭취해야 할 철분 섭취량은 다음과 같다.

- 비임신기 : 18mg
- 임신기 : 26mg
- 수유기 : 30mg

임신 중의 체중 증가

임신 중의 적절한 열량 섭취는 태아의 발육 및 성장을 위해 반드시 필요하다. 하지만 임신 중의 과식은 불필요한 체중 증가를 초래하며, 고혈압이나 임신성 당뇨 등의 발병률을 높일 위험이 있다는 점에서 주의가 필요하다.

임신 중 적절한 체중 증가량은 임신 전 기간을 통해 7~15kg으로, 산모의 체중에 따라 달라질 수 있다. 그러나 전체적인 체중 증가량보다는 체중 증가 패턴이 더 중요하다. 일반적으로 임신 전반기에는 0.9~1.8kg 정도가 증가하고, 이후 분만 시까지는 주당 0.3~0.45kg씩 증가하는 것이 가장 적당하다.

그리고 분만 후 수유기가 되면 체중 감소를 위해 다이어트를 하는 경우가 많은데, 이때도 주의가 필요하다. 수유기에는 산후 회복과 모유의 정상적 분비, 그리고 신생아의 육아에 소비되는 열량이 많아지기 때문에 임신으로 늘어난 체중을 임신 전 상태로 되돌리기 위한 무리한 식이 조절은 오히려 건강에 해를 끼칠 수 있기 때문이다. 그보다는 적절한 운동과 균형된 식사를 병행하여 몸매가 천천히 돌아오도록 조절하는 것이 바람직하다. 수유 자체만으로도 하루 700kcal 정도가 소모된다. 그러므로 체중 조절을 위해서는 수유를 하는 것이 효과적이다.

임신 중에 나타나는 여러 가지 증상과 식생활 지침

입덧 소화가 잘되고 영양가가 높은 음식을 조금씩 자주 먹는다. 아침에 자리에서 일어날 때는 갑자기 일어나거나 급히 일어나지 말고 천천히 움직인다. 그리고 속이 비면 입덧이 더욱 심해질 수 있으므로 공복이 되지 않도록 주의해야 한다. 머리맡에 토스트나 크래커를 준비해 두었다가 아침에 일어날 때 한두 조각 정도 먹고 일어나는 것도 좋은 방법이다. 또 식사 전후 30분 정도는 안정을 취해 비위가 편안해지도록 한다. 음식 냄새에 민감한 시기이므로 집안을 자주 환기하여 자극받지 않도록 하는 것도 중요하다. 또 음식은 뜨거운 것보다 차가운 것을 이용하는 것이 좋다. 국물이나 음료는 식사 때 함께 먹는 것보다 식후 30분 즈음 천천히 먹는 것이 더 도움이 된다.

변비 주식은 흰쌀밥 대신 잡곡밥이나 현미밥을 먹고, 후식은 주스보다는 신선한 채소나 과일 위주로 하여 섬유소 섭취량을 늘리는 것이 좋다. 또 하루 6~8잔의 수분을 섭취하여 수분 공급을 늘려 주는 것이 중요하다. 규칙적인 운동을 통해 장 운동을 활발하게 하는 것도 도움이 된다.

속 쓰림 조금씩 자주 규칙적으로 먹는 것이 중요하다. 의사의 지시에 따라 제산제를 이용할 수도 있다.

노인

신체 기능 저하

일반적으로 65세 이상의 인구를 노령 인구라고 부른다. 우리나라의 노령 인구는 1990년 기준으로 214만 명으로 전체 인구의 5% 수준이었다. 하지만 이 비율은 꾸준히 증가하여 2010년 현재 16%에 달하고 있다. 증가 추세를 볼 때 2020년이면 23%, 2030년이면 32%, 2040년이면 39%, 그리고 2050년이 되면 전체 인구의 43%로 인구 2명당 1명이 노인이 될 것으로 보인다. 급속히 증가하는 노령 인구에 맞춰 그에 따른 정책과 식생활 관리가 시급한 실정이다.

노인이 되면 신체의 각 부분의 기능이 감소되어 생리 작용에 커다란 변화가 온다. 그런 만큼 변화에 적응하고, 균형 잡힌 영양 섭취와 올바른 식습관을 통해 좀 더 건강한 삶을 살기 위해 노력하는 것이 중요하다. 특히 식욕 감퇴와 치아 부족 등으로 에너지가 부족해지기 쉬우므로 에너지를 충분히 보충해 주어야 한다.

신체 기능 저하 회복에 좋은 약차와 약재의 효능

•• **로즈마리차** 머리를 맑게 하고 기억력과 집중력을 높여 주는 차로 유명하다. 탁월한 항암 효과도 발휘한다. 뇌 신경을 자극하고 혈액 순환을 도와 치매를 예방하고 근육이 긴장되는 것을 풀어 준다.

•• **오가피차 / 오가피** 오가피는 맛이 맵고 쓰며 성질이 따뜻하여 몸이 찬 사람들의 근육과 뼈를 튼튼하게 해 준다. 어린아이의 발육 부진과 근육 경련, 근육통, 팔다리가 아픈 증상을 해소하는 데도 효과가 좋다. 피로를 풀어 주는 효과도 있으며, 정력 감퇴나 기억력 저하 등의 증상이 있을 때 꾸준히 복용하면 효과를 볼 수 있다. 오가피 20~30g을 물 1.5L에 넣고 약한 불에서 1~2시간 달여 마신다.

노년기에 필요한 영양소

단백질 노년기의 단백질 요구량은 성인에 비해 결코 적지 않다. 특히 필수 아미노산이 균형 있게 공급되어야 한다. 살코기, 달걀, 생선과 같은 양질의 단백질을 적절히 섭취할 것을 권한다.

지방 동맥경화나 심장병 등에 걸릴 위험이 높으므로 지방 섭취량, 특히 포화 지방산 같은 콜레스테롤의 섭취를 제한해야 한다.

무기질 및 비타민 무기질과 비타민은 충분히 섭취하는 것이 좋다. 특히 뼈 질환 예방을 위해 칼슘과 비타민D는 반드시 섭취해야 한다.

노년기의 식생활 지침

기호를 중시하되 편식이나 불균형식을 하지 않는다 특히 양질의 단백질을 적절히 섭취하는 것이 중요하다. 노년기가 되면 위액 분비량과 연동 작용이 일반인보다 약해지기 때문에 소화 흡수가 잘되는 음식을 먹고, 조리법 또한 소화 흡수가 잘되는 것을 선택하는 것이 좋다. 지나치게 맵거나 짜게 조리하지 말고, 재료 또한 삶거나 쪄서 부드럽게 만들어 위에 자극이 가거나 부담이 되지 않도록 먹을 것을 권한다.

과식하지 않는다 소비 열량(운동)보다 섭취 열량(영양)이 많으면 체중이 증가하여 여러 가지 질환에 걸릴 위험이 높아진다. 정상 체중을 유지하는 것이 중요하다.

음식 조절을 한다 가능하면 짠 음식 섭취량은 줄이고, 지방이 많은 음식도 가능하면 덜 섭취하는 것이 좋다. 대신 비타민과 무기질 보충량은 늘린다. 변비를 예방하고 신진대사를 촉진하기 위해 신선한 채소와 과일, 해조류를 많이 먹는 것이 중요하다. 수분을 충분히 섭취하여 탈수 상태가 되지 않도록 해야 한다. 특히 여성의 경우에는 골다공증에 신경을 써야 한다. 전문의와 상담하여 식생활과 생활 습관에 관한 조언을 받고 실행하는 것이 좋다.

금연 · 금주한다 담배는 가능하면 피우지 말고, 술은 적당히 마셔야 한다.

여기서 잠깐 — 엽산 · 비타민B_{12} 결핍, 알츠하이머 위험 높인다

영국 BBC 방송에 의하면 엽산과 비타민B_{12}가 결핍되면 알츠하이머병에 걸릴 위험이 높아진다는 연구 결과가 나왔다고 한다. 미국신경학회 학술지인 《뉴롤로지(Neurology)》 최신호에 발표된 한 연구 보고서에 의하면 78명의 알츠하이머병 환자를 대상으로 실시한 검사 결과 46명이 엽산과 비타민B_{12} 결핍으로 나타났다. 이 보고서에 의하면, 엽산과 비타민B_{12}는 뇌에 신호를 전달하는 데 핵심적인 역할을 하는 화학 물질의 분비에 영향을 미치는 것으로 보이며, 이 두 가지 비타민이 부족하면 신경 세포에 해로운 화학 물질인 호모시스테인의 분비가 증가한다고 말했다.

지금까지 이 두 가지 비타민 결핍이 신경이나 정실 질환과 연관이 있다는 연구 결과가 발표된 적은 있으나 알츠하이머병과 연관이 있다는 연구 보고서가 발표된 것은 이번이 처음이다. 이에 대해 영국 알츠하이머병 연구 기금의 데이비드 스미스 박사는 엽산과 비타민B$_{12}$ 결핍이 실제로 알츠하이머병을 유발하는지를 확인하기 위해서는 비타민 보충제를 이용한 임상 실험과 연구가 더 필요하다고 말했다.

　비타민B$_{12}$는 생선과 우유, 유제품, 달걀, 육류, 닭고기 등에 많이 함유되어 있는 성분이고, 엽산은 수용성 비타민B의 한 형태로 시금치나 순무, 콩, 곡물, 과일, 채소를 통해 섭취할 수 있다.

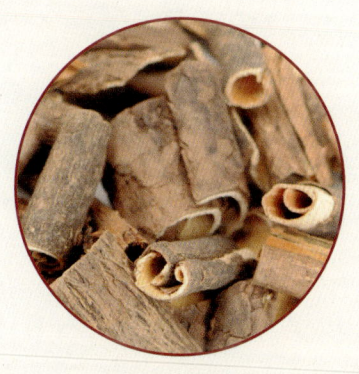

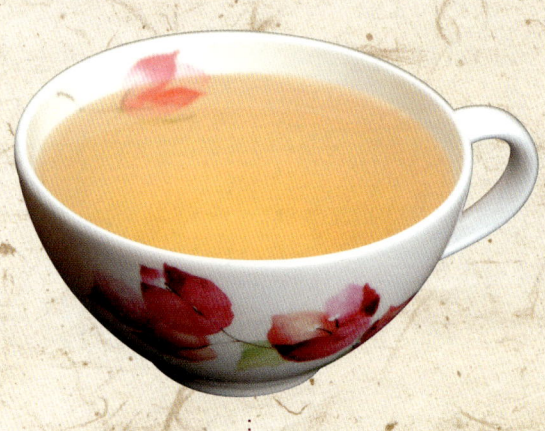

로즈마리차
신체 기능 저하

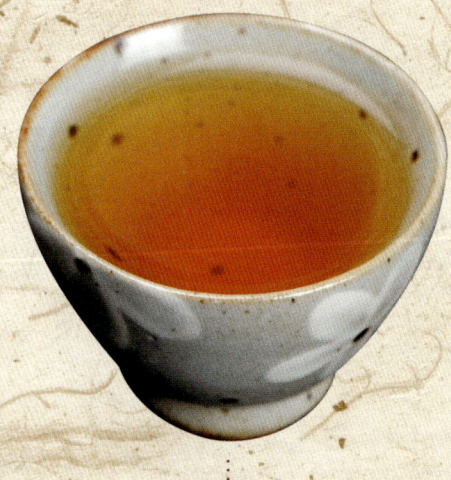

오가피차
관절염, 신체 기능 저하, 오십견, 협심증

뇌졸중

뇌졸중은 한국인의 단일 장기 질환 사망률 1위, 원인별 사망률 2위를 차지할 만큼 발병 빈도가 높은 질환이다. 흔히 발병하지만 한국인이 가장 두려워하는 질병이기도 하다. 뇌졸중은 크게 뇌경색과 뇌출혈로 구분된다. 뇌출혈은 고혈압이 있는 경우 최대 혈압 200mmhg 이상인 사람에게 흔히 나타나는데, 뇌혈관이 파열되면서 갑작스럽게 일어나는 경우가 많다. 의식 장애나 손발 마비 등이 몇 시간 이내에 급속하게 진행되는 것이 특징이다. 고혈압으로 인해 혈관 벽이 약해져 혈압을 견디지 못해 발생하는 경우가 가장 많다.

뇌경색은 뇌혈관이 막힌 곳에서 피가 더 이상 나아가지 못해 뇌의 기능이 마비되는 것을 말한다. 주로 뇌혈전과 뇌색전으로 인해 발생하며, 뇌혈전은 안정 시에 일어나는 경우도 많다. 뇌졸중의 경우 진행과 안정이 번갈아 나타나기 때문에 일시적인 증상이라 생각하면 안 되고 치료한다는 생각보다는 증상이 나타나기 전에 예방하는 것이 최선책이다.

한의학적으로 볼 때 뇌졸중은 중풍과 유사한데 뇌경색은 양의 기운이 부족해서 생기며, 뇌출혈은 양의 기운이 강해져서 생긴다. 그러므로 뇌경색을 예방하기 위해서는 양기를 기르는 것이 좋고, 뇌출혈의 전조 증상이 나타난다면 양의 기운을 줄이는 것이 좋다.

뇌졸중에 좋은 약차와 약재의 효능

• • 다시마차 / 다시마 다시마는 바닷물 속에 들어 있는 90여 종의 미네랄을 흡수하며 자라며, 최근 들어 혈중 콜레스테롤 수치를 내려 준다는 사실이 밝혀지면서 더욱 주목받고 있다. 다시마는 염분이 적은 데다 표면의 미끌미끌한 섬유질인 알긴산이 혈액에 과잉되어 있는 콜레스테롤을 배출하여 혈관의 탄력성을 유지시켜 준다. 나트륨과 결합하여 배출되는 효과도 있어서 고혈압이나 동맥경화, 심장병 등의 생활습관병과 변비를 예방하고 치료하는 데도 도움이 된다. 다시마를 물에 끓여 연하게 소금간을 하여 수시로 마시면 좋다.

• • 꽁치 꽁치에 들어 있는 지방이 고혈압이나 심근경색 같은 생활습관병 예방에 효과를 발휘한다. 특히 양질의 콜레스테롤을 늘려 주기 때문에 동맥경화증 예방에 효과가 좋다. 쇠고기의 16배에 달하는 비타민A를 함유하고 있어서 시력이 나쁜 사람이 먹어도 좋고, 뼈를 튼튼하게 해 주는 비타민도 풍부하다. 니아신, 칼슘, 인 등의 갖가지 영양소가 균형을 이루고 있어 뇌졸중에도 효과가 좋다.

• • 당근 당근은 우리 몸에 꼭 필요한 비타민과 미네랄이 거의 들어 있을 뿐만 아니라 영양소들이 균형을 이루고 있는 양질의 채소다. 비타민A 결핍으로 인한

눈 건조, 만성 피로, 거친 피부결 등에 효과가 있으며, 특히 혈압을 내려 주어 뇌졸중 치료에 효과를 낸다. 고혈압 환자는 100g 정도를 생즙으로 갈아서 하루 3회 마시면 된다. 변비에는 꿀을 조금 타거나 우유를 넣어 주스로 마시면 효과를 볼 수 있다.

●●**셀러리** 비타민B가 풍부하여 강장제로 인기가 높으며, 철분과 비타민C도 많이 들어 있다. 특히 본태성 고혈압에 효과가 뛰어나다. 여성의 생리 불순을 치료하고 흥분제 역할도 겸한다.

●●**양파** 육류의 과다 섭취로 인한 콜레스테롤 수치를 저하시켜 준다. 혈액 속의 있는 불필요한 지방과 콜레스테롤을 녹여 동맥경화와 고지혈증을 예방하고 치료해 주므로 순환기 장애인 심근경색이나 뇌연화증, 협심증, 뇌졸중 등에 효과가 있다.

●●**완두콩** 혈액의 흐름을 좋게 하고 이뇨 작용을 도와주기 때문에 심장병과 고혈압에 효과가 있다. 필수 지방산인 리놀렌산이 들어 있어 혈관 벽에 콜레스테롤이 달라붙는 것을 막아 주고 동맥이 노화되는 것을 막아 중풍을 예방하고 심장의 관상동맥이 순환하는 것을 정상화해 준다. 특히 인슐린 수치를 떨어트리는 효과가 있어서 당뇨병 환자가 먹으면 좋다.

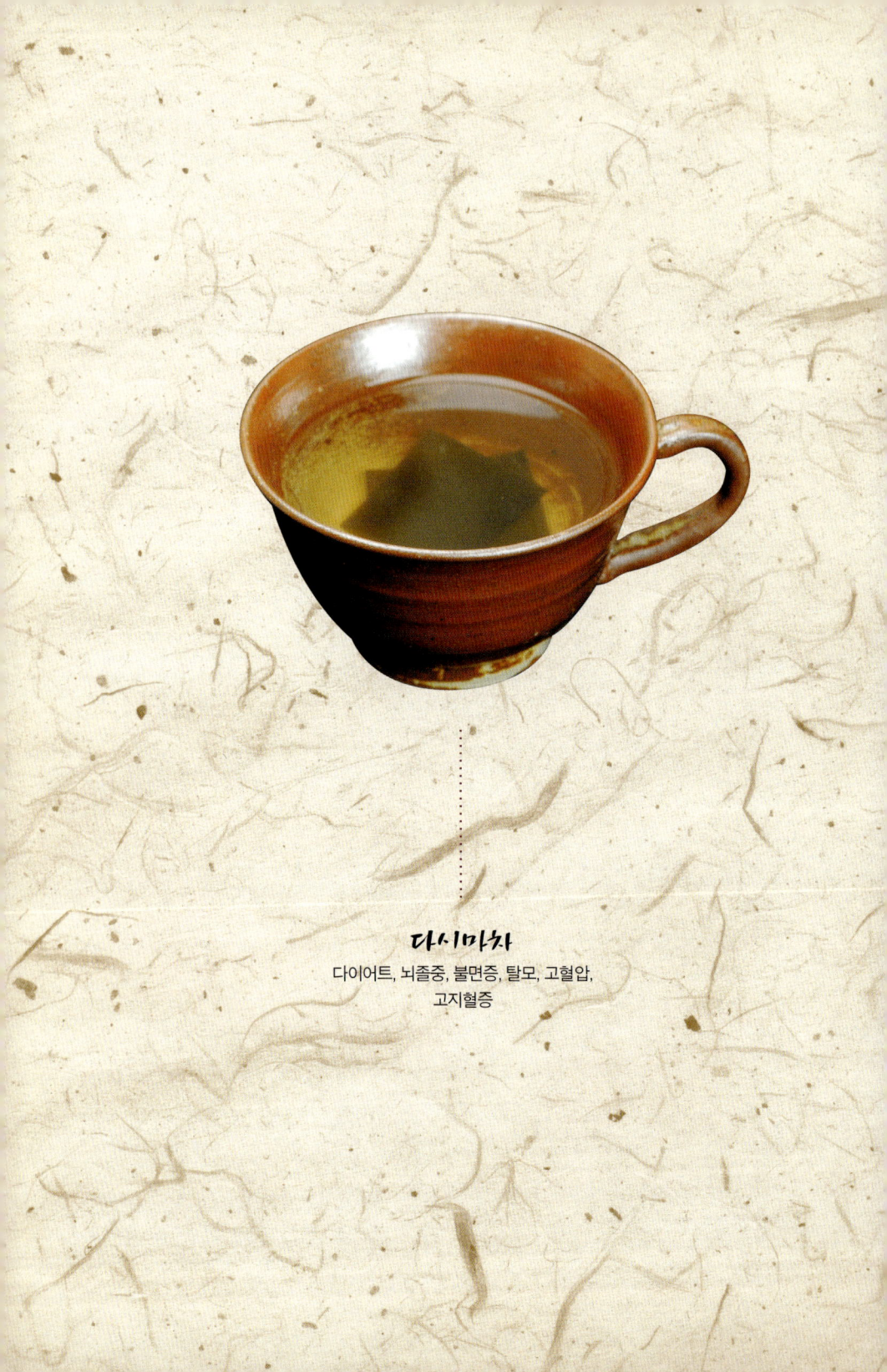

다시마차
다이어트, 뇌졸중, 불면증, 탈모, 고혈압,
고지혈증

소아

성장 · 발육

　사회의 미적 기준이 큰 키를 가진 서구형 미인 · 미남 기준으로 바뀌어 가고 있다. 그렇다 보니 평균 신장을 갖고 있음에도 불구하고 그것을 콤플렉스로 여기는 사람들이 많다. 작아 보이는 키를 키우기 위해 운동을 하는 것은 기본이고, 성장 촉진제를 복용하는 경우도 많다. 게다가 아직 진행 중에 있어서 성장이 완결되지 않았음에도 불구하고 조금이라도 더 크기 위한 노력을 계속한다. 그렇다 보니 상대적으로 키가 작거나 저신장병을 앓고 있는 환자들은 남모르는 고통 속에서 살아갈 수밖에 없다. 성인 예상 신장 남성은 165cm, 여성은 150cm 이하를 병적 저신장으로 본다. 하지만 지금은 이 수치와는 상관없이 더 많이 크고 싶어 하는 것이 모든 이의 바람이다.

　저신장증의 원인은 80%가 유전에 의한 것이고, 10%는 성장호르몬 결핍이나 유전적 이상에 의해 초래된다고 본다. 유전으로 인한 한계치나 평균치는 존재한다고 볼 수 있지만 평소 생활 습관이나 식이 조절을 통해 얼마든지 성장을 촉진할 수 있다고 본다.

성장 · 발육에 좋은 약차와 약재의 효능

•• 표고버섯차 / 표고버섯 표고는 버섯 가운데 비타민C 함량이 가장 높다. 특히 햇볕에 말린 표고버섯에는 비타민D가 풍부해 칼슘의 흡수를 돕고 골격과 치아를 튼튼하게 해 준다. 말린 표고 5장을 물 5컵에 넣고 중불에 20분, 약불에 20분 간 달여 마신다.

•• 간 세포가 적절한 기능을 수행하는 데 반드시 필요한 무기질을 함유하고 있으며, 골격과 치아 조직을 구성한다.

•• 두부 필수 아미노산이 풍부하며, 비타민B군을 비롯해 비타민E와 칼슘 등의 무기질이 다량 함유되어 있다. 콩으로 먹으면 흡수율이 65%에 불과하지만 두부나 청국장 등의 가공 식품으로 이용하면 흡수율이 90% 이상으로 월등히 높아질 뿐만 아니라 소화 흡수도 더 잘된다.

•• 미꾸라지 성장기 어린이, 특히 허약 체질의 아이

에게 좋다. 칼슘과 철, 인이 많이 들어 있으며, 황달기가 있는 아이가 먹으면 간 기능이 회복되고 설사가 멈춘다. 미꾸라지를 꺼리는 아이에게는 가루로 만들어 하루 10g씩 먹이면 된다.

●●**뼈째 먹는 생선** 칼슘 흡수율은 우유나 유제품에 비해 떨어지지만 뼈째 먹는 생선 역시 칼슘이 풍부하여 성장에 도움이 된다. 최근에는 토막을 내어 손쉽게 먹을 수 있는 생선이 인기가 많다. 멸치나 뱅어포 등을 밑반찬으로 만들어 두고 즐기면 좋다.

●●**사골** 사골은 우유 못지 않을 만큼 많은 칼슘을 함유하고 있다. 사골국에는 칼슘과 단백질이 풍부하고, 마그네슘과 비타민A가 풍부해 성장은 물론 골다공증 예방에 도움이 된다.

●●**생굴** 생굴 100g에는 하루 동안 성인에게 필요한 동물성 단백질의 절반이 들어 있다. 칼슘과 철분, 요오드 등의 무기질도 풍부하다. 지용성·수용성 비타민을 고루 갖추고 있으며, 비타민B_{12} 함량이 높다. 특히 알라닌·글리신·글루타민산 등의 단백질과, 타우린·시스틴 등의 아미노산이 균형을 이루고 있어 영양의 균형을 이루는 것은 물론 신진대사를 활발하게 해 준다. 발육 부진에 특히 좋다.

양미리 단백질 함량이 높아 성장 발육기에 있는 아이들에게 권장되는 식품으로, 칼슘도 충분히 보충할 수 있다. 철분이 풍부하여 빈혈 치료에 도움이 되며, 위가 약하거나 허약 체질인 사람이 먹으면 좋다. 식욕이 떨어졌을 때 먹으면 식욕이 증진되는 효과를 볼 수 있다.

우유 우유에는 우리 몸이 성장하는 데 필요한 칼슘의 보고라 할 정도로 칼슘이 많이 들어 있다. 성장에 중요한 단백질도 풍부하여 성장의 1등 식품이라고 해도 과언이 아니다.

치즈 치즈는 우유에 유산균과 단백질 응유 효소(린넷)를 첨가하여 우유의 주단백질인 카세인을 응고시키고 유청(카세인을 제외한 우유 단백질)을 제거하여 열, 가압, 숙성 등의 처리를 하여 만든 발효 숙성 식품이다. 단백질과 칼슘을 비롯해 인체에 반드시 필요한 무기질이 우유의 8~10배 정도 농축되어 있다. 발효 숙성 식품 가운데 역사가 가장 오래된 고영양 식품이다.

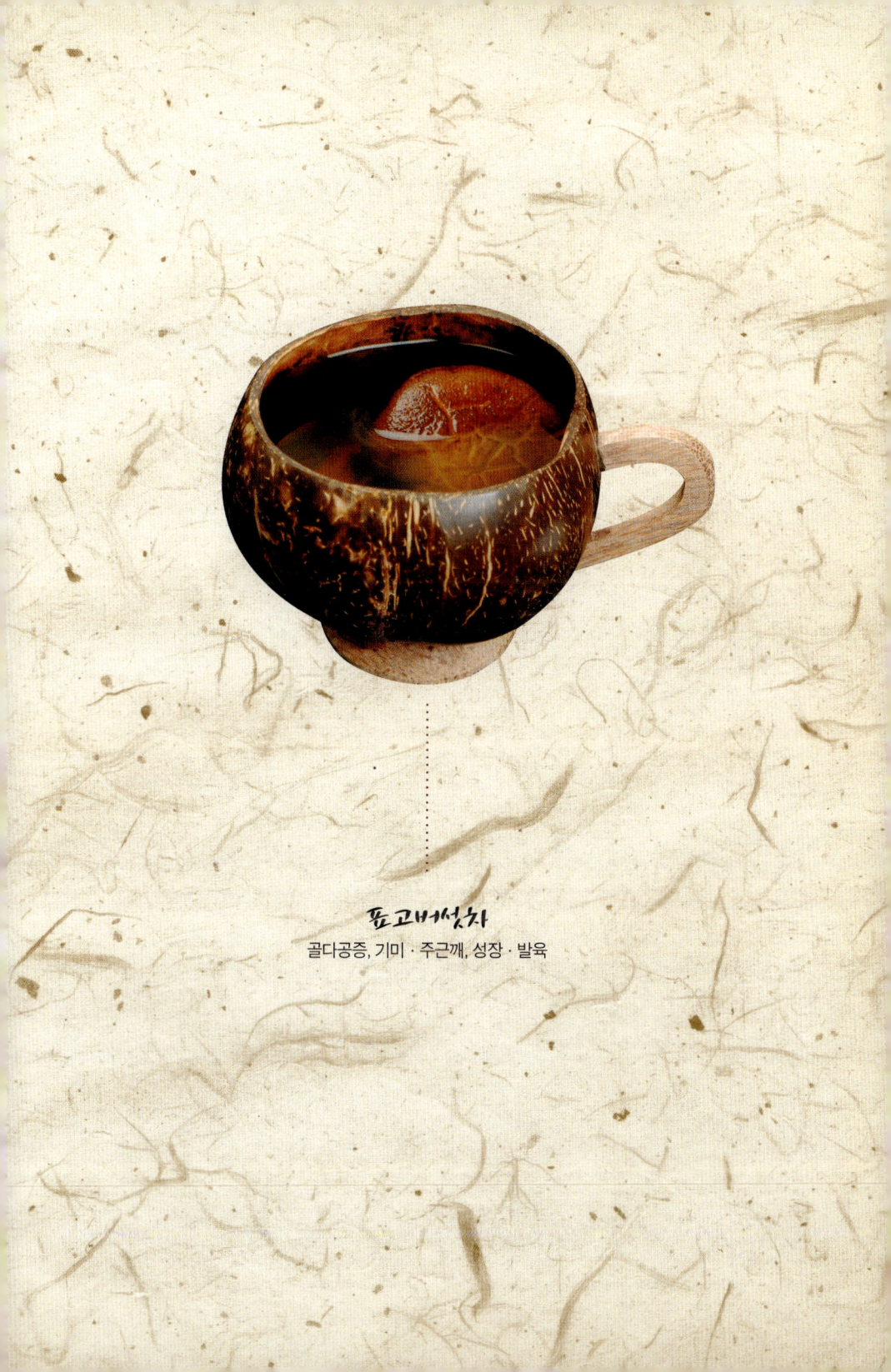

수험생

집중력 저하

  집중력은 목표를 이루는 데 있어 중요한 요소이자 개인의 의지와 정서가 얼마나 건강하게 자라고 있는지를 가늠할 수 있는 지표다. 집중력이 높은 사람은 자신의 생각과 정서를 바라보고 조절하는 과정을 통해 더 나은 방향으로 나아갈 수 있다. 반대로 집중력이 낮으면 주어진 과제나 문제를 끝까지 수행하지 못하고 단순한 놀이나 게임에 탐닉하게 된다.

  집중력은 단시간에 많은 내용을 암기할 수 있게 하고 어렵고 복잡한 문제를 해결할 수 있게 도와주기도 한다. 사람은 살아가면서 항상 과제를 부여받고 해결하는 과정을 겪는다. 그중에서도 집중력이 가장 필요로 하는 시기는 고3, 즉 수험생일 때일 것이다. 20분이면 마칠 수 있는 숙제를 2시간이 넘도록 붙잡고 있거나 어제 배운 것도 잊어버리거나 열심히 하는 것 같은데도 성적이 오르지 않는 것은 모두 집중력이 낮기 때문이다. 집중력 향상에 좋은 재료와 약재로 만든 차로 집중력을 어느 정도 향상시킬 수 있다.

🫖 집중력 상승에 좋은 약차와 약재의 효능

•• 녹차 하루 1~2잔 정도를 꾸준히 마시면 카페인의 영향으로 집중력이 높아진다. 녹차의 카페인은 커피에 들어 있는 것과는 다른 활성 카페인이라서 몸에 축적되지 않고 배출되기 때문에 카페인 중독을 우려하지 않아도 된다.

•• 인삼오미자차 인삼은 기운을 보충하고 순환을 도와 뇌 순환을 활발하게 해 주고, 오미자는 새콤달콤한 맛으로 기분을 상쾌하게 하고 여름철 더위를 이길 수 있게 해 준다. 그래서 인삼오미자차를 마시면 끈기 있게 공부하는 데 도움이 된다.

•• 미역초채 수험생을 위한 건강 반찬으로, 두뇌 활동을 촉진한다. 특히 여름철에 해조류를 이용한 초채를 많이 먹으면 두뇌 활동이 활발해져 집중력이 높아진다.

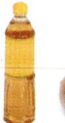

•• 식초 + 양파 공부로 인해 스트레스를 받을 때는

식초에 절인 양파를 먹으면 머리가 맑아지고 스트레스 해소에 도움이 된다.

호두 호두나 밤, 잣 등의 견과류는 영양이 풍부해서 겨울 내내 약해진 체력을 회복하는 데 도움이 된다. 그중에서도 호두는 고칼로리 식품이라서 세 알만 먹으면 하루에 필요한 지방질을 모두 보충할 수 있다. 필수 지방산과 불포화 지방산 함량이 많고, 트립토판과 아미노산이 풍부하다.

여기서 잠깐 | 수험생을 위한 최고의 식품, 참깨

참깨는 동서양을 불문하고 약용으로 널리 애용되어 온 식품으로, 그리스와 이집트를 비롯해 인도의 전통 의학에서도 참기름을 질병 치료에 응용했다는 기록이 전해 온다. 중국에서는 참깨를 '불로 불사의 비약'으로까지 칭송한다. 실제로 작은 참깨알 속에는 단백질과 지질, 탄수화물을 비롯해 각종 비타민과 미네랄, 식이섬유 등 우리 몸에 필요한 알짜 성분이 골고루 들어 있다. 그중에서도 뇌에 산소를 공급해 주는 토코페롤(비타민E)은 학생들에게는 꼭 필요한 영양소다.

또 참깨에 들어 있는 단백질 중 메티오닌은 몸속에 쌓인 노폐물을 배출시키고 피로로 인해 누적된 독소를 해독하여 간장과 신장 기능을 강화해 준다. 더위와 추위에 대한 저항력도 길러 주기 때문에 수험생이 지치지 않고 학업에 집중할 수 있게 해 주는 효과도 있다. 특히 참깨에 풍부한 리그난이라는 지방산은 강력한 항산화 물질로, 뇌의 신경 세포를 활성화하는 데 효과적이다.

참깨를 섭취하는 방법은 다양하다. 조금씩 가지고 다니면서 수시로 입에 털어 넣어도 되고, 따뜻한 물에 타서 차처럼 마셔도 좋다. 하지만 뭐니뭐니해도 가장 좋은 방법은 강정으로 만들어 먹는 것이다. 강정에 들어가는 엿도 두뇌 활동을 돕는 데 한 몫 하기 때문이다. 두뇌 활동이 많아지면 우리 몸은 아드레날린이라는 호르몬을 분비한다. 그런데 아드레날린은 혈당을 에너지원으로 사용하기 때문에 소모된 혈당을 보충하기 위해 자연히 탄수화물을 필요로 하게 된다. 그런데 쌀이나 보리 같은 전분은 엿이나 꿀에 비해 흡수되는 속도가 느려서 먹는 즉시 두뇌 활동을 돕는 에너지원으로 쓰이지 못한다. 그런 면에서 참깨와 엿이 모두 들어간 강정은 두뇌 활동이 활발한 수험생을 위한 최고의 간식이다.

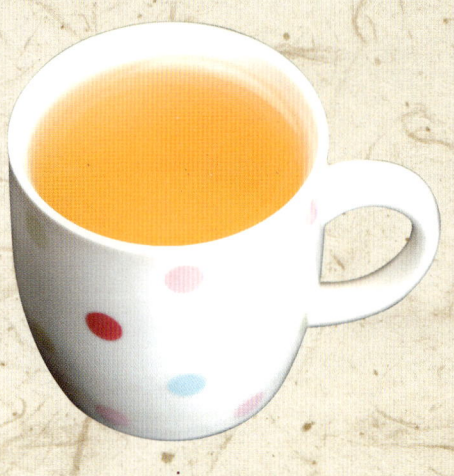

녹차
구취, 숙취, 집중력 상승, 탈모

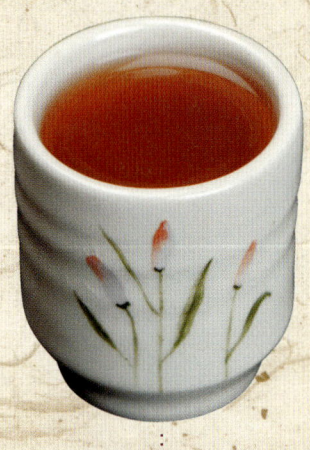

인삼오미자차
집중력 상승

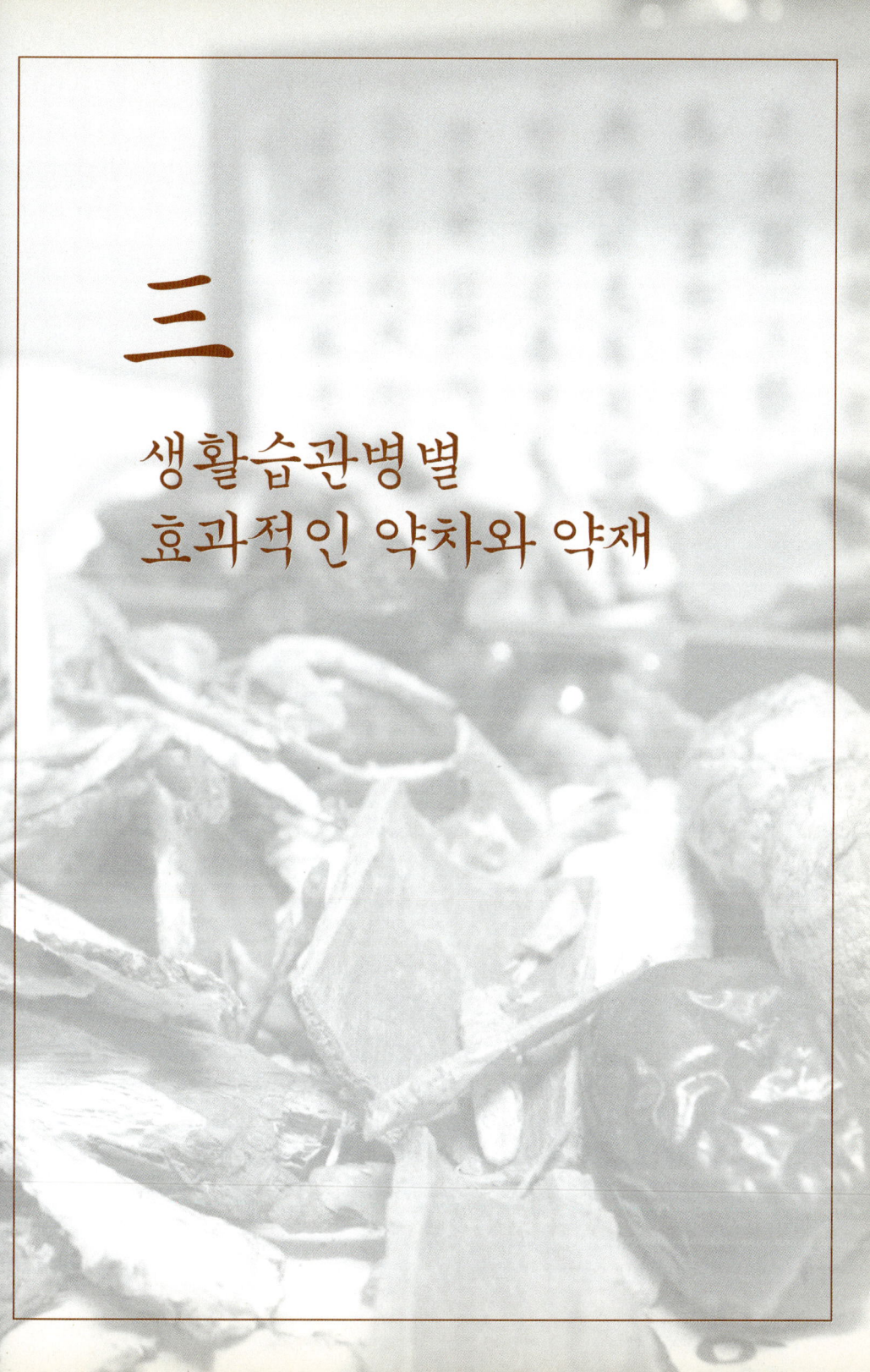

三

생활습관병별 효과적인 약차와 약재

고지혈증

콜레스테롤은 동물성 식품에서만 발견되는 지방 성분으로, 음식을 통해 섭취되거나 체내에서 합성되어 담즙산과 호르몬, 비타민D, 세포 등을 구성하는 물질이다. 그러나 혈액 속에 콜레스테롤이 지나치게 많아지면 혈관 내에 침착되어 혈관이 좁아지거나 막히는 현상이 일어나는데, 이것이 바로 동맥경화다. 고혈압이나 심장병의 위험 요인이 될 수 있다는 점에서 식사 관리를 통해 콜레스테롤이 쌓이지 않게 관리하는 것이 중요하다. 평소에 자신의 혈중 콜레스테롤 수치를 알아두고 꾸준히 점검하는 것도 좋다.

🫖 고치혈증에 좋은 약차와 약재의 효능

••감잎차 / 감잎 감잎에는 비타민C가 매우 풍부하다. 특히 5~6월 경에 수확한 어린 잎에 비타민 함량이 가장 높다. 감잎을 깨끗이 씻어 물기를 제거한 뒤 5mm 정도로 썰어 천에 넣고 입구를 묶어 찜통에 찐 것을 그

늘에 말려 이용하면 된다. 물 100ml를 끓여 살짝 식힌 뒤 감잎 2~3g을 넣고 우려 마시면 된다.

••**녹차** 탄닌 성분이 지방을 분해하여 혈관 내에 축적된 콜레스테롤을 용해시켜 혈관을 깨끗하게 해 준다. 여기에 요구르트를 첨가하면 금상첨화다. 주성분인 유산균이 혈중 콜레스테롤 수치를 떨어트리고 면역력을 증강시켜 주기 때문이다.

••**다시마차 / 다시마** 고지혈증을 치료하기 위해서는 중성 지방 수치를 낮춰야 하는데, 다시마가 탁월한 역할을 한다. 다시마를 행주로 깨끗이 씻어서 적당한 크기로 잘라 끓인 물에 우려낸 뒤 연하게 소금간을 하여 마시면 된다. 남은 것은 냉장 보관해 두고 하루 2~3잔 정도 마시면 된다. 다시마 30g에 물의 양은 300~500ml 정도가 가장 알맞다.

••**감 / 무** 감의 떫은맛 성분인 탄닌이 혈압을 내려 주고, 무에는 비타민B가 풍부해 모세 혈관을 튼튼하게 해 준다. 감즙과 무즙을 내어 하루 2~3회 공복에 한 잔씩 마시면 된다.

🥮 한국인의 혈중 지질 농도

	이상적	경계역	고위험군
총 콜레스테롤	〈 200mg/dl	200~240mg/dl	〉240mg/dl
LDL-콜레스테롤	〈 130mg/dl	130~160mg/dl	〉160mg/dl
HDL-콜레스테롤	〉 40mg/dl	35~40mg/dl	〈 35mg/dl

🥮 고지혈증 예방을 위한 식생활 지침

포화 지방산 섭취량을 줄인다 포화 지방산 함량이 높은 버터나 생크림, 라드, 팜유, 코코넛유, 야자유(제과 및 가공 식품, 라면, 팝콘, 커피 프림 등에 함유) 대신 혈중 콜레스테롤을 낮춰 주는 옥수수유나 미강유를 사용하는 것이 좋다. 올리브유나 카놀라유도 도움이 된다. 생선은 콜레스테롤을 함유하고 있긴 하지만 포화 지방산 함량이 낮으므로 고기보다는 생선을 자주 섭취하는 것이 좋다. 땅콩·호두·잣 등의 견과류는 불포화 지방산 함량이 높아도 지방량이 많고 칼로리가 높으므로 과잉 섭취하지 않도록 한다.

콜레스테롤 섭취량을 줄인다 콜레스테롤이 많이 함유되어 있는 달걀 노른자(전이나 튀김류에 사용되는 재료도 포함)나 간, 곱창 등의 내장류, 오징어(생오징어, 마른 오징어), 알류 등은 가끔씩 소량만 섭취하는 것이 좋다.

정상 체중을 유지하고 적절한 운동을 한다 비만은 고혈압, 고인슐린혈증, 고요산혈증 등을 초래하여 관상동맥 질환에 걸릴 위험성을 높인다. 이는 곧 체중을 줄이면 이들 질환에 걸릴 위험이 그만큼 낮아진다는 말이다. 규칙적인 운동, 그중에서도 특히 유산소 운동은 체중 감량에 도움이 될 뿐만 아니라 혈중 콜레스테롤 수치를 낮추고 심혈관 질환으로 인한 합병증을 예방하는 데 도움이 된다. 20~30분씩 주 3회 이상 꾸준히 규칙적인 운동을 할 것을 권한다.

녹황색 채소와 과일로 식이섬유 섭취량을 늘린다 도정이 덜 된 곡류나 콩류, 채소와 과일에 많이 들어 있는 섬유소는 콜레스테롤이 흡수되는 것을 방해하여 혈중 콜레스테롤 수치를 떨어트리는 등 심장 질환 예방에 효과가 좋다. 녹황색 채소와 과일에는 비타민C · E를 비롯해 베타카로틴과 무기질이 풍부하여 죽상경화를 예방하는 데 도움이 되므로 식사 때마다 충분히 섭취하는 것이 좋다. 단, 버터나 크림, 지방을 함께 넣어 조리한 과일이나 채소 요리는 피해야 한다.

칼슘을 충분히 섭취한다 매일 저지방 우유 또는 탈지 우유를 마셔서 칼슘을 충분히 보충해 주면 포화 지방산이 흡수되는 것을 억제하여 콜레스테롤을 감소시킬 수 있다.

알코올 섭취를 줄인다 술은 영양은 낮고 열량은 높은, 이른바 '빈 칼로리 식품(empty-calore foods)' 식품이다. 술도 문제지만 함께 먹는 안주도 문제다. 보통 술안주로 튀김이나 고기, 생선회 등을 먹는 데, 이들 식품을 무심코 먹다 보면 콜레스테롤 섭취량이 많아질 수밖에 없다. 게다가 술자리는 대부분 한자리에서 오래 지속되기 때문에 섭취한 열량을 소모할 기회가 없다는 것도 문제다. 술자리는 가능하면 주 1~2회, 술의 양 또한 맥주 2잔, 소주 2~3잔 정도로 조절하는 것이 좋다.

싱겁게 먹는다 심장 질환이나 고혈압이 있는 경우는 물론이고 정상인 사람도 염분 섭취량은 가능하면 줄이는 것이 좋다. 음식은 가능하면 싱겁게 조리하고, 소금이 많이 들어가는 젓갈이나 장아찌, 인스턴트식품, 베이킹파우더, 화학 조미료는 사용을 줄이거나 아예 사용하지 않는다. 외식을 줄이는 것도 중요하다.

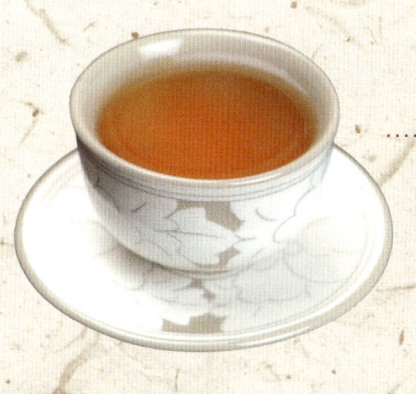

감잎차
고혈압, 고지혈증, 동맥경화, 불면증,
여드름, 피부 탄력

녹차
구취, 숙취, 집중력 상승, 탈모

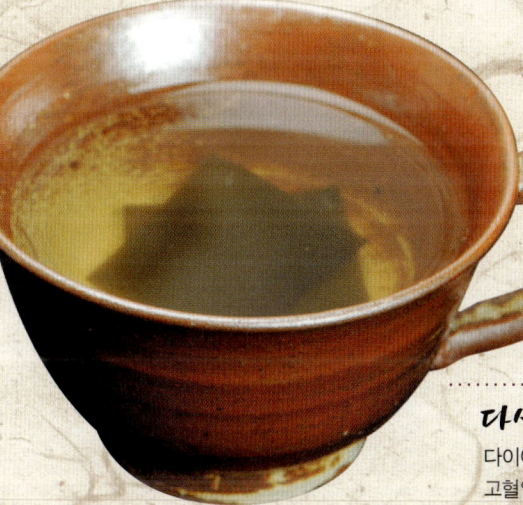

다시마차
다이어트, 뇌졸중, 불면증, 탈모,
고혈압, 고지혈증

고혈압

　정상인의 최고 혈압은 140mmHg, 최저 혈압은 90mmHg이다. 세계보건기구(WHO)의 기준은 최고 혈압 160mmHg, 최저 혈압 95mmHg이다. 최고 혈압과 최저 혈압의 차이를 맥압(脈壓)이라고 하는데, 정상치는 40~50mmHg 정도다.

　고혈압의 원인으로는 유전적인 요인, 육체적·정신적 스트레스와 과로, 긴장, 불안 등의 환경적인 요인, 과음이나 과식, 육식, 염분 과잉 섭취 등의 식생활 습관 등을 꼽을 수 있다. 고혈압은 일시적 또는 급성적으로 나타나는데, 한적한 시골에 살던 사람이 복잡한 도시로 이사했을 때 갑작스럽게 혈압이 오르기도 하고, 겨울철에 따뜻한 곳에 있다 갑자기 찬 곳으로 나왔을 때도 혈관이 수축되어 혈압이 급상승하기도 한다.

　문제는 고혈압 자체로도 심각한 질병이지만 고혈압이 비만을 유발하기 쉽다는 점에서 더 큰 문제다. 증상이 약한 경우에는 자각 증상이 없어서 건강 검진 중에 발견되는 경우가 많다. 증세가 가벼운 경우는 그렇다 쳐도 일정 기간 계속되면 두통이나 구토,

어지럼증, 경련, 이명, 불면증, 피로 등의 증상이 나타나고, 손발이 저리고 어깨가 결리기도 한다. 증상이 악화되면 심장이나 신장, 간, 비장, 췌장 등의 말초 세동맥에 경화가 일어나 심근경색이나 심부전, 뇌출혈, 뇌경색, 신부전, 안저 출혈 등 생명을 위협하는 합병증이 나타나기도 하므로 평소에 철저히 관리하는 것이 중요하다.

고혈압에 좋은 약차와 약재의 효능

• • 감잎차 / 감잎 고혈압 예방에 좋은 차로, 이뇨 작용이 뛰어나 당뇨병과 뇌출혈에도 효과를 낸다. 감잎의 비타민C의 함유량은 레몬의 무려 20배로, 고혈압을 비롯해 괴혈병과 빈혈에도 뚜렷한 효과를 발휘한다. 5~6월 경에 수확한 어린 잎에 비타민이 가장 많이 들어 있으며, 칼슘도 풍부하여 임산부와 어린이에게도 좋다.

만드는 방법은 다음과 같다. 먼저 5~6월 경에 난 어린잎을 채취하여 깨끗이 씻어 물기를 제거한다. 폭 5mm 정도로 얇게 썰어 천주머니에 넣고 입구를 묶어 찜통에 찐다. 쪄 낸 감잎을 그늘에 말려 밀폐용기에 담아 두고 이용한다. 차로 마실 때는 물 100ml를 끓여 80℃로 식힌 뒤 감잎 2~3g을 넣어 우려 마시면 된다.

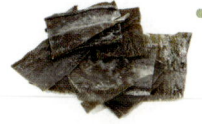
• • 다시마차 / 다시마 다시마는 미역과 함께 해조류를 대표하는 식품으로, 칼슘과 요오드, 회분, 무기

질 등이 풍부해 피를 맑게 하고 체질을 개선해 준다. 그중에서도 특히 염기성 아미노산인 라미닌이 혈압을 내려 주는 작용을 하기 때문에 고혈압 예방 효과가 있다.

   만드는 방법은 다음과 같다. 먼저 다시마는 물에 씻지 말고 젖은 행주로 먼지만 닦아 낸 뒤 적당한 크기로 자른다. 물을 끓여 불에서 내린 뒤 다시마를 넣는다. 다시마가 우러나면 물에서 건져낸 뒤 소금으로 연하게 간하여 마신다. 남은 것은 냉장 보관해 두고 하루 2~3잔 정도 마시면 된다. 다시마 30g에 물의 양은 300~500ml 정도가 가장 알맞다. 다시마를 살짝 볶아서 곱게 갈아 따뜻한 물 1잔에 1~2스푼을 타서 하루 2~3잔 정도 마셔도 좋다.

송화차 / 송화 중풍과 고혈압, 심장병에 가장 좋은 차로, 신경통과 두통에도 효과를 발휘하며 폐를 보하는 작용도 한다. 송화 가루 15~20g을 가제주머니에 넣고 물 500ml를 부어 달여서 하루 3회 마시면 된다. 좀 더 달콤하게 즐기고 싶을 때는 설탕보다는 꿀을 1스푼 정도 타서 마시는 것이 좋다. 하지만 과잉 섭취하면 열병을 발하고 변비가 생길 수 있으므로 주의해야 한다.

솔잎차 / 솔잎 솔잎은 예부터 불로장생의 선약으로 전해 오는 식물이다. 고혈압과 동맥경화는 물론이고 중풍과 위장병, 신경통, 소화 불량, 불면증에도 효과를 나타낸다. 차로 끓여 마실 때는 가늘고 짧은 우리나라 솔잎을 사용하는 것이 좋다. 산뜻한 솔향이 좋아 '솔바람차'라고도 불린다.

만드는 법은 다음과 같다. 갓 따낸 솔잎의 솔머리에 붙은 잡물을 떼어낸 뒤 가위를 이용해 반으로 자른다. 물 500ml에 솔잎 50~60g을 넣고 끓인다(분량은 기호에 따라 가감해도 된다). 하루에 1잔씩 마신다. 기호에 따라 꿀이나 설탕을 첨가해도 된다.

고혈압 환자를 위한 식생활 지침

적정 체중을 유지한다 에너지의 과잉 섭취는 비만을 초래할 뿐만 아니라 심장에 부담을 주어 동맥경화를 촉진하고 결국 혈압을 상승시킨다. 에너지 섭취량을 제한하되, 특히 당질과 지방 섭취에 신경 써서 적정 체중을 유지해야 한다.

양질의 단백질 식품을 섭취한다 단백질이 부족하면 필수 아미노산과 다른 영양소의 균형이 깨져 혈관과 심장의 힘이 약해지고, 이로 인해 뇌졸중에 걸릴 위험이 높아진다. 뇌출혈 예방을 위해서라도 총 에너지 섭취량의 15~20%는 고기나 생선, 달걀, 콩(콩 제품 포함) 등 양질의 단백질 식품을 먹는 것이 중요하다.

지질은 적당히 섭취한다 당질과 지질 그중에서도 특히 동물성 지방의 과잉 섭취는 혈청 콜레스테롤을 증가시켜 동맥경화를 촉진하고 고혈압을 악화시킨다. 식물성 기름과 생선 기름에 다량 함유되어 있는 고도 불포화 지방산은 혈압을 내려 준다. 특히 생선 기름은 혈전을 예방하므로 동물성 지방 식품의 섭취는 가능하면 제한하고 식물성 지방과 등 푸른 생선을 많이 섭취하는 것이 좋다.

당질을 과잉 섭취하지 않는다 당질의 과잉 섭취는 혈압과 직접적인 관련은 없지만 혈중 중성 지방 수치를 높여 비만을 초래하거나 2차적으로 혈압을 상승시켜 동맥경화의 원인이 된다는 점에서 주의가 필요하다. 당분 함량이 높은 과자나 단맛이 강한 과일, 기호 식품, 나트륨을 과잉 섭취하지 않을 것을 권한다. 이미 혈압강하제를 복용하고 있는 경우에는 돼지고기나 정어리, 연어, 고등어, 조개류, 고구마, 딸기, 바나나, 오렌지, 건포도, 시금치, 호박, 우엉, 토마토, 우유, 치즈, 밤, 땅콩처럼 칼륨이 많이 들어 있는 식품을 섭취하는 것이 좋다.

규칙적으로 조금씩 자주 먹는다 식사는 거르지 말고 조금씩 자주 규칙적으로 먹어서 심장의 부담을 줄여 주는 것이 좋다. 특히 채소나 버섯, 해조류, 당질이 적은 과일 등 섬유소와 칼륨이 풍부한 식품 위주로 섭취하여 변비에 걸리지 않도록 하고, 특히 저녁에는 과식하지 말아야 한다. 알코올은 칼로리만 높고 영양소는 거의 없는 데다 다량의 음주는 단백질과 비타민의 체내 이용을 저하시키므로 삼간다. 과일과 해초에 풍부한 식물섬유는 나트륨을 배출시켜 주므로 끼니 때마다 꾸준히 섭취하는 것이 좋다.

규칙적인 운동을 하고, 마음의 안정을 취한다 정신적으로 긴장하거나 불안하거나 몸이 피로하고 스트레스가 쌓이면 혈관이 수축되어 혈압이 높아진다. 그러므로 평소에 규칙적인 생활을 하고 휴식을 충분히 취하는 것이 중요하다. 과로와 추위를 피하고 가벼운 운동을 통해 마음을 늘 즐겁게 유지하는 것도 중요하다. 운동은 심장에 무리가 가지 않는 선에서 한다.

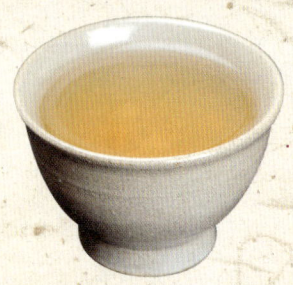

감잎차
고혈압, 고지혈증, 동맥경화, 불면증, 여드름, 피부 탄력

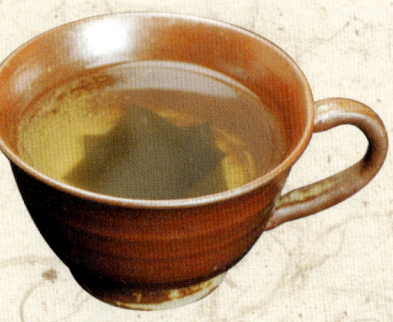

다시마차
다이어트, 뇌졸중, 불면증, 탈모, 고혈압, 고지혈증

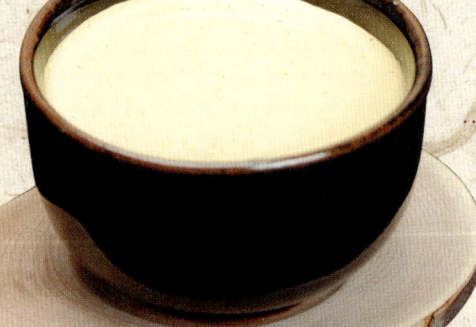

송화차
고혈압, 불면증

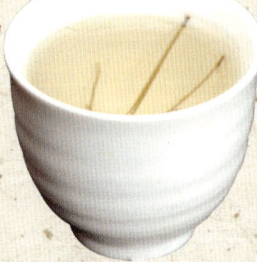

솔잎차
고혈압, 불면증, 협심증, 허리 통증

골다공증

골다공증은 뼈를 생성하는 세포는 감소하고 뼈를 파괴하는 세포는 활성화되어 초래되는 질환으로, 칼슘 성분이 빠져나가면서 뼈가 마치 수세미처럼 성글고 약해져서 작은 자극에도 쉽게 부러지고 요통과 관절통을 동반하는 질환을 말한다. 대개 35~50세 사이에 시작되어 서서히 진행된다고 보면 된다. 여성의 경우 갱년기가 되면 여성 호르몬이 부족해져 뼈에서 칼슘이 빠져나가는 속도가 빨라지기 때문에 65세 이상의 여성에게서 많이 나타난다. 골다공증이 있는 환자가 골절을 당하면 치료가 매우 어렵고, 특히 척추 뼈에 골절을 당하면 허리가 구부러진다. 한 번 발생하면 원상태로 복구할 수 없으므로 치료보다는 예방이 우선이다.

골다공증에 좋은 약차와 약재의 효능

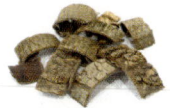

두충차 / 두충 두충차는 솔잎차, 뽕잎차와 함께 '신선 삼보차'로 불리며 불로장생을 꿈꾸는 선인

들이 마셨다고 전해지는 차다. 다른 차와 달리 잎 냄새가 강하지 않은 것이 특징이다. 간과 신장 기능을 좋게 하므로 평소에 허리와 무릎이 약하고 배뇨가 잘 안 되는 사람이 마시면 효과적이다. 뼈와 근육을 튼튼하게 해 주는 효과도 있어 근력을 강화하고 골다공증과 신경통, 관절염 등에도 효과가 있다. 혈중 콜레스테롤을 감소시켜 주므로 고혈압과 비만 예방에도 좋다. 두충차는 녹차처럼 끓여 마시거나 티백을 넣어 우려 마셔도 된다. 하루 3회 정도 마시는 것이 좋으며, 연하게 끓이거나 우려낸 것을 물 대신 수시로 마셔도 좋다. 단, 두충차는 오랫동안 마셔야 효과가 있다.

표고버섯차 / 표고버섯 비타민D가 풍부하다. 비타민 D의 흡수를 돕는 유기산이 풍부한 식품, 즉 포도나 레몬, 식초와 함께 먹으면 골다공증을 예방할 수 있고, 증상도 호전된다. 말린 표고 5장에 물 5컵을 부어 중불에 20분, 약불에 20분간 끓여 마신다.

무말랭이 여름 무로 만든 무말랭이에는 다량의 칼슘이 함유되어 있다. 무를 말리면 칼슘과 비타민D가 증가하는데, 비타민D는 칼슘이 흡수되는 것을 도와준다.

배추 칼슘과 카로틴, 비타민C를 많이 함유하고 있으며, 비위와 장을 소통시켜 골다공증에 효과를 발휘한다.

●●**포도** 몸속에 구연산이 많으면 간의 활동이 활발해지는데, 포도에는 유기산이 풍부하여 칼슘이 뼈에 축적되는 것을 도와준다.

골다공증 예방을 위한 식생활 지침

칼슘을 충분히 섭취한다 칼슘은 우유와 유제품(아이스크림, 요구르트, 치즈), 조개류, 뼈째 먹는 생선(멸치, 뱅어포, 새우 등), 두부, 달걀, 굴, 미역, 김, 녹색 채소에 많이 들어 있다. 우유는 매일 2잔 정도 마시는 것이 좋다. 우유를 마시면 설사를 하거나 속이 거북한 사람은 따뜻하게 데워서 천천히 씹어 먹거나 요구르트 또는 락토우유, 칼슘 첨가 두유를 먹는 것도 도움이 된다. 조리 시 화학 조미료 대신 멸치를 통째로 갈아 만든 멸치가루를 넣어 맛을 내는 것도 좋은 방법이다. 녹색 채소는 칼슘이 들어 있긴 하지만 흡수율은 낮은 편이므로 매끼 꾸준히 섭취하는 것이 중요하다. 카페인이나 짠 음식, 술 등은 칼슘의 배설을 촉진하므로 홍차나 커피 등의 카페인 음료, 김치, 장아찌, 자반 생선류, 젓갈, 술 등은 섭취를 줄이는 것이 좋다.

비타민D를 충분히 섭취한다 비타민D가 많이 들어 있는 간이나 달걀 노른자, 마른 표고버섯은 칼슘 흡수율을 높여 준다. 특히 표고에는 비타민D의 생성을 촉진하는 에르고스테롤(ergosterol)이 풍부해서 표고버섯을 먹고 햇볕을 쐬면 몸속에 비타민D가 생성

된다. 비타민D는 칼슘의 흡수를 돕고 골밀도를 높이는 성분으로, 표고가 골다공증에 효과를 발휘하는 것도 이 때문이다. 그런데 표고의 비타민D는 햇볕에 말려야만 형성된다는 특징이 있다. 또 날것보다 말린 것이 약효가 뛰어나므로 번거롭더라도 신선한 표고를 구입하여 햇볕에 말려 이용하는 것이 좋다.

규칙적인 운동을 한다 걷기나 달리기처럼 체중이 많이 실리는 운동은 뼈를 튼튼하게 하고 뼈에서 칼슘이 빠져나가는 것을 막아 준다. 그러므로 무리가 되지 않는 선에서 매일 꾸준히 운동하는 습관을 들이는 것이 중요하다.

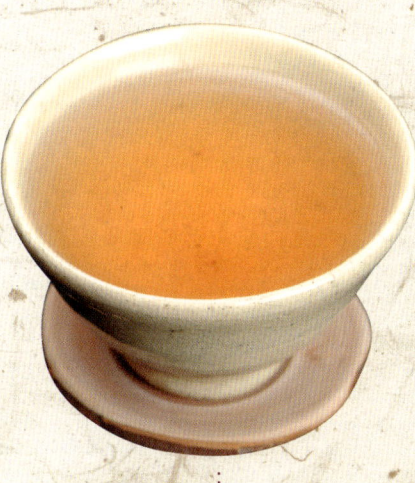

두충차
골다공증, 관절염, 오십견, 전립선 비대증,
피부 탄력, 허리 통증

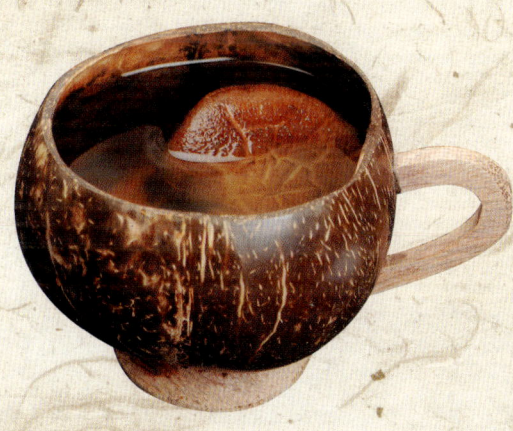

표고버섯차
골다공증, 기미·주근깨, 성장·발육

동맥경화

혈액이 심장 근육으로 충분히 공급되지 못하는 가장 큰 이유는 심장 근육에 혈액을 공급하는 관상동맥의 경화에 의한 것으로, 이 상태를 동맥경화(arterosolerosis)라고 한다. 동맥경화가 되면 혈관이 딱딱해지고 탄력을 잃어버리는데, 이렇게 동맥이 딱딱해지는 것은 플라크(plaque)라고 부르는 지방 덩어리가 동맥 벽에 축적되기 때문이다. 플라크는 콜레스테롤 함량이 매우 높을 뿐만 아니라 인지질, 중성 지방, 결합 조직, 혈액 응고 인자인 피브린 등을 포함하고 있다. 플라크가 동맥 벽에 쌓이면 동백 혈관 벽이 좁아진다. 뿐만 아니라 거친 플라크 표면이 혈소판을 엉기게 하여 혈액을 부분적으로 응고시키기 때문에 혈액의 흐름이 방해를 받는다. 이런 현상이 관상 동맥에서 일어나면 심장마비 위험이 높아진다.

동맥경화증은 20~40세 사이에 서서히 진행되는데 특별한 증상 없이 진행되다가 갑자기 심장마비 등으로 나타난다. 그래서 선진국에서는 보통 25세를 전후하여 동맥경화증이 나타났다가

40세 즈음하여 관상심장병 증상으로 이행되는 경우가 많다.

관상심장병을 일으키는 위험 인자로는 과도한 열량과 지방, 콜레스테롤 및 당류의 과잉 섭취와 같은 식사 요인과 스트레스, 흡연 등을 꼽을 수 있다. 그 밖에도 1차적 위험 인자(primary risk factors)로 혈중 콜레스테롤의 증가, 고혈압, 당뇨병, 흡연 등이 있으며, 2차적 위험 인자(secondary risk factors)로 비만, 혈중 중성지방 농도의 증가, 운동 부족, 과도한 스트레스, 경구 피임약의 복용 등을 꼽을 수 있다. 폐경기를 앞둔 여성이 남성에 비해 위험도가 낮긴 하지만 남녀 모두 나이가 많아질수록, 관상심장병 가족력이 있을수록 위험도가 높아진다고 볼 수 있다.

동맥경화를 예방하기 위해서는 지방 섭취량과 질에 주의해야 한다. 특히 저열량 식사를 통해 비만을 예방하고 설탕과 그 가공품의 섭취에 신경 쓰는 것이 가장 중요하다. 필요 이상의 열량은 가능하면 섭취하지 말고 표준 체중을 유지해야 한다. 단백질은 콜레스테롤과 지방이 적은 육류, 어류, 난백류, 탈지유, 두부처럼 양질의 식품을 통해 보충하고, 지방은 식용유나 옥수수유처럼 불포화 지방산이 풍부한 것을 선택한다. 라드나 버터, 난황 등의 동물성 지방은 가능하면 사용을 자제하는 것이 좋다.

과도한 당질 섭취도 비만을 유발한다. 특히 설탕과 과당은 동맥경화의 발생을 현저하게 촉진하므로 더욱 주의해야 한다. 비타민 C와 E는 콜레스테롤을 저하시키는 효과가 있으므로 이들 성분이 풍부한 채소를 중심으로 당분 함량이 높지 않은 과일을 충분히 섭취한다. 비타민 D가 결핍되면 동맥경화에 걸릴 위험이 높아지므로 부족되지 않도록 신경 쓰고, 향신료는 덜 자극적인 것을 선택하며, 지방 대사를 도와주는 요오드가 풍부한 해조류를 충분히 섭취할 것을 권한다. 자극적인 향신료는 오히려 입맛을 돋우어 과식을 유발할 수 있다. 지나치게 뜨겁거나 찬 음식은 피하고, 변비가 되지 않도록 주의하는 것도 중요하다. 담배는 가능하면 끊는 것이 좋다.

동맥경화에 좋은 약차와 약재의 효능

•• 감잎차 / 감잎 이뇨 작용으로 몸에 독소를 배출해 내주고 혈압을 내려주어 고혈압, 동맥경화에 좋다. 특히 당뇨로 갈증을 느끼는 사람에게 좋다. 5~6월에 난 감나무의 어린 잎을 이용하는 것이 좋다. 잘게 썰어 말린 감잎 2~3g을 뜨거운 물에 우려 마신다.

•• 산사차 / 산사 하루 30~50g을 물에 달여 2~3회에 걸쳐 식사와 식사 사이에 먹는다. 스테로이드와 사포닌 성분이 들어 있어 콜레스테롤 함량을 낮추고 심장 혈관을 넓혀 준다.

•• 귤 귤은 겨울철 비타민C의 보고로, 비타민B_1·P를 비롯한 비타민과 식이섬유, 아미노산, 유기산 등의 다양한 성분이 함유되어 있는 건강 과일이다. 비타민P

와 펙틴은 모세혈관을 튼튼하게 하여 고혈압과 동맥경화 등의 생활습관병을 예방하고, 신맛을 내는 구연산은 신진대사를 원활하게 한다. 껍질에는 과육보다 더 많은 비타민C가 들어 있어 위를 튼튼하게 하고 기침과 가래를 멎게 하며 냉증 치료에 효과를 나타낸다.

•• 마늘 마늘 100g을 찧어서 찌꺼기는 짜 버리고 물 100ml를 부어 10~15ml씩 하루 2~3회 복용한다. 알리피드라는 성분이 심장 박동을 느리게 하고 심장 수축력을 강하게 하며 가는 핏줄을 넓혀 준다. 혈중 콜레스테롤 농도를 낮추고 핏줄 벽에 콜레스테롤과 지방질이 쌓이는 것을 막아주며 이뇨 효과까지 있어 동맥경화 예방과 치료에 도움을 준다.

•• 메밀 메밀 200g으로 묵을 만들어 하루 1~2회 2개월 간 꾸준히 먹으면 효과를 볼 수 있다. 루틴이 많이 들어 있어서 핏줄을 부드럽게 하고 혈중 콜레스테롤 양과 인지질 양을 줄이는 작용이 뚜렷해 동맥경화의 예방과 치료에 효과가 좋다.

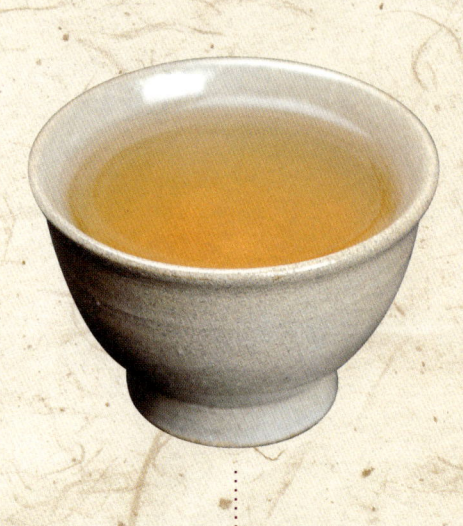

감잎차
고혈압, 고지혈증, 동맥경화, 불면증,
여드름, 피부 탄력

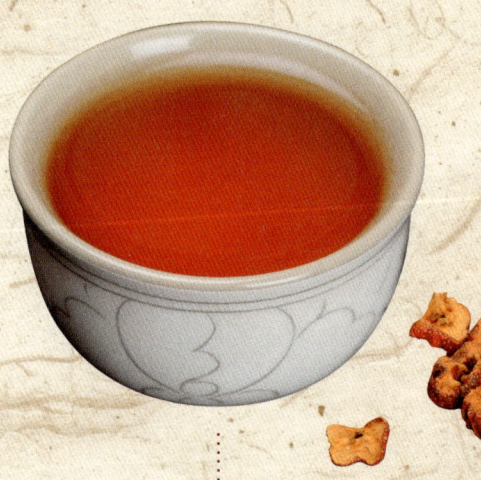

산사차
동맥경화

관절염

 많은 사람들이 관절염으로 고생하고 있다. 생활이 풍족해질수록 더욱 증가하는 추세다. 우리가 일반적으로 말하는 관절염은 퇴행성 관절염이라고 분리하는 골관절염이다. 우리는 '퇴행성'이라는 말 앞에 무력해진다. 퇴행성이라고 하면 늙어서 어쩔 수 없는, 또 나이가 들면 당연히 찾아오는 증상으로 여기기 때문이다. 그렇다 보니 의료 관계자들도 퇴행성 관절염에는 약이 없다 하고, 지금까지 행해 온 치료법들 역시 진통제나 스테로이드제로 통증을 감소시키는 데 그치고 있다.
 사실 나이가 많은 사람들이 일반적으로 받아 온 처방은 첫째가 체중 감량이고 둘째는 운동일 것이다. 특히 무릎 관절은 체중의 하중을 가장 많이 받는 부위로, 체중이 많이 나가면 관절이 받는 하중도 커질 수밖에 없다. 관절 건강을 위해 적절한 체중을 유지하는 것은 매우 중요하다. 운동도 마찬가지다. 사용하지 않는 기계에 녹이 슬듯 관절도 사용하지 않으면 굳어 버리므로 무리가 가지 않는 선에서 꾸준히 사용하는 것이 중요하다. 하지만 이 두

가지 처방과 일시적으로만 통증을 완화해 주는 약물 처방, 파스제, 침, 뜸, 부황으로는 직접적인 치료가 되지 않는다. 요즘 많이 시도되고 있는 연골 주사 또한 비용과 노력에 비해서는 효과가 낮은 편이다.

관절염은 뼈 끝을 보호하고 충격을 완충해 주는 관절의 연골이 마모되어 통증과 염증이 일어나고 일상 행동에 제한을 가져오는 질환이다. 여기서 중요한 것은, 손상된 관절 연골과 주변 조직은 재생된다는 사실이다. 충분한 영양과 튼튼해져야 하는 필요에 의해서 말이다. 미국 애리조나 대학의 제이슨 테오도사키스 교수는 이 사실을 발견하고 현대 의학에 큰 메시지를 던졌고, 그의 영양학적 치료는 선풍적인 인기를 누렸다.

치료의 출발은 간단하다. 연골이 재생될 수 있도록 관련 영양소를 충분히 보충하면 되는 것이다. 글루코사민, 콘드로이틴, 칼슘, 마그네슘, 붕소, 망간, 구리, 철, 비타민C, 필수 지방산, 항산화제가 그것이다. 이들 성분은 인체를 구성하는 영양 물질로서 통증을 일시적으로 가라앉히는 것이 아니라 연골의 성분이 되어 재생 시스템에 관여한다.

관절에 영향을 주는 질병은 100여 가지가 넘는 것으로 알려져 있다. 퇴행성 질환은 포기해야 하는 질병이 아니다. 지금껏 퇴행 속도를 늦추기 위한 노력을 게을리했음을 인식하고 체중 감량과 꾸준한 운동, 건강한 식생활을 영위한다면 고통에서 벗어나 내 몸의 주인이 되는 날이 올 것이다.

관절염에 좋은 약차와 약재의 효능

• • 두충차 / 두충 두충은 두충나무의 껍질을 말린 것으로, 맛은 맵고 달며 성질은 따뜻하다. 간(肝)과 신(腎)을 보하고 힘줄과 뼈를 튼튼하게 해 준다. 간신(肝腎)이 허하여 허리와 무릎이 아프고 힘이 없을 때 처방한다. 성질이 따뜻하므로 열이 많은 사람은 피하는 것이 좋다. 마시기 전에 체질에 대한 충분한 상담을 받은 뒤에 이용하는 것이 좋다. 두충 20~30g을 물 1L에 넣고 끓여 꿀을 타서 마신다.

• • 모과차 / 모과 모과는 맛은 시고 성질은 따뜻하다. 풍사와 습사를 제거하고 위 기능을 좋게 하며 경련을 진정시키고 소염 작용을 한다. 관절통이나 다리가 붓고 마비가 오는 각기(脚氣), 다리에 힘이 없는 증상에 처방한다. 썰어서 말린 모과를 뜨거운 물에 우려 차료 마시거나 모과청 1스푼을 따뜻한 물에 타서 마신다.

• • 오가피차 / 오가피 오가피는 오가피나무의 껍질을 말린 것으로, 맛은 맵고 쓰며 성질은 따뜻하다. 풍습(風濕)을 없애고 기(氣)를 돋우며 정수를 증가시켜 주고, 힘줄과 뼈를 튼튼하게 해 준다. 간과 신이 허하여 힘줄과 뼈가 약하고 다리를 잘 쓰지 못하는 데, 풍습으로 인해 허리와 무릎이 아픈 데, 팔다리가 오그라드는 데, 각기 등의 관절 질환에

처방하는 대표적인 약재다. 오가피 20~30g을 물 1.5L에 넣고 약한 불에서 12시간 정도 끓여 마신다.

•• 우슬차 / 우슬 우슬의 맛은 쓰고 시며 성질은 평하다. 혈액 순환을 촉진하고 어혈을 제거하며 관절 운동을 순조롭게 한다. 관절염, 허리와 다리가 아픈 데, 다리가 무력하고 저릴 때, 생리가 불순한 데, 냉대하 등에 처방한다. 우슬 뿌리 또는 줄기 30g을 물 1.8L에 넣고 달여 하루 2~3회 마신다.

•• 율무차 / 율무 소염 및 진통 효과가 있어 관절 통증을 가라앉혀 주고, 이뇨 작용이 뛰어나 부기를 내려 준다. 탁월한 이뇨 작용은 비만에도 효과를 발휘하므로 수시로 끓여 마시면 좋다. 단, 임신 중에는 금물이며 몸이 차가운 사람도 마시지 않는 것이 좋다. 율무를 볶아서 가루로 만들어 뜨거운 물에 타서 마신다.

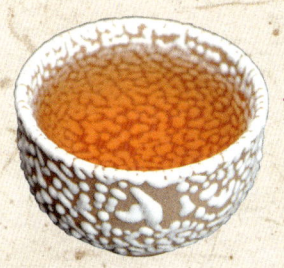

두충차
골다공증, 관절염, 오십견, 전립선 비대증, 피부 탄력, 허리 통증

목과차
관절염, 목 통증, 콧물·축농증, 허리 통증

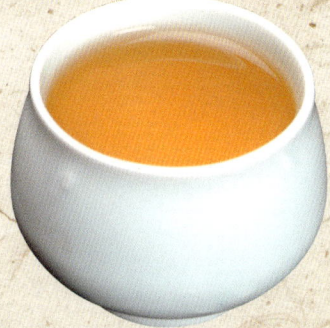

오가피차
관절염, 신체 기능 저하, 오십견, 협심증

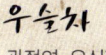

우슬차
관절염, 오십견

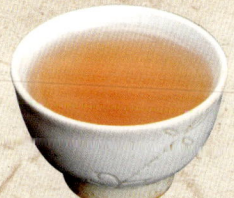

율무차
관절염, 구취, 기미·주근깨, 냉방병, 무릎 통증, 다이어트

당뇨

당뇨의 원인은 크게 두 가지다. 먼저 인슐린이 부족하거나 효율적으로 쓰이지 못해 나타나는 경우가 하나이고 또 하나는 근육과 지방 조직 세포에서는 포도당이 부족한 반면 혈액 내 포도당의 양은 많아지는 비정상적인 상황으로 인해 생기는 것이 두 번째다. 즉 세포에서는 포도당이 부족하여 포도당을 에너지원으로 쓰이지 못하고 그 대신 지방이 분해되어 에너지원으로 쓰이는 것이다. 그 결과 체중은 점점 감소하고 심하면 혼수 상태에 이르기도 하며 최악의 경우 죽음을 맞이할 수도 있다.

소장에서 흡수는 되었으나 세포로 들어가지 못한 포도당은 혈액에 그대로 남고, 그로 인해 혈당 농도가 높아지면 고혈당증(hyperglycemia) 증상이 나타난다. 혈액 100ml당 혈당이 160~180mg을 넘으면 신장에서 처리할 수 있는 한계를 넘는데 이렇게 되면 포도당이 소변으로 배출된다. 이것을 요당(glucosuria)이라고 한다. 그러나 신장이 포도당을 제거하는 능력은 개인에 따라 다르고, 요당이 배출된다고 해서 모두 당뇨는 아니므로 당뇨병인지 아닌지를 정확히 알기 위해서는 요검사보다 당내성 시험(glucose tolerance test)을 해 보는 것이 필요하다.

성인 당뇨도 문제지만 최근에는 어린아이들에게서도 당뇨가 나타나고 있어 문제다. 즉 유아 당뇨병(youth onset, juvenile onset)과 성인 당뇨병(mature onset, adult onset)이 그것으로, 두 유형은 나타나는 시기와 성질이 다를 뿐만 아니라 병의 심각성과 치료법도 다르다. 유아 당뇨는 대개 어렸을 때 췌장이 인슐린을 생산하지 않아 발병하는 반면 성인 당뇨는 성장한 뒤에 특별한 증상 없이 매우 천천히 진행된다. 두 경우 모두 증상이 악화될 수 있으나 유아 당뇨가 더 심각해질 가능성이 높고, 치료 또한 어렵다. 당뇨병의 치료는 약제 투여와 식이요법을 병행하는 것이 일반적이다.

당뇨병에 걸리는 여러 환경과 인자가 있지만 가족 중에 당뇨병자가 있으면 당뇨병이 발병할 확률이 높아진다. 스트레스도 종종 당뇨병의 발병과 관계가 있으며, 과다 체중이나 비만증이면 성인 당뇨병에 걸릴 위험이 높다. 유아 당뇨병은 식이 조절로 예방되지 않으나 유전적으로 당뇨병에 걸릴 소인이 있는 사람이 설탕을 많이 섭취하면 성인 당뇨병에 걸릴 확률이 있으므로 설탕 섭취를 줄일 필요가 있다.

당뇨에 좋은 약차와 약재의 효능

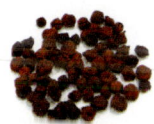

오미자차 / 오미자 갈증을 풀어 주고 혈당치를 내려 주는 효과가 있다. 특히 비만이 아니면서도 인슐

린 분비가 낮아 당뇨 증세가 심한 한국형 당뇨엔 오미자가 효과가 좋다. 콩팥 기능을 항진시키고 성 호르몬을 축적하며 허약해진 체력을 증강시켜 주는 효능도 있다.

인삼차 / 인삼 인삼은 오래 전부터 소갈증에 처방해 왔던 약재다. 그중에서도 사포닌 성분이 몸속에서 인슐린 분비를 촉진하여 혈당 조절에 뚜렷한 효과를 발휘한다. 당뇨 환자에게 투여한 결과 다른 의약품과 달리 부작용이 적고 환자들 또한 기분이 좋아지고 원기가 강해지는 효과가 나타났다. 인삼과 오미자를 함께 끓여 마시면 혈당치는 낮아지고 체력은 향상된다.

콩 콩은 양질의 단백질 공급원으로, 무려 40%의 단백질이 들어 있다. 특히 필수 아미노산이 균형 있게 들어 있는데, 이 중에서도 다른 식물성 단백질 식품에서 부족되기 쉬운 리신이 풍부하다. 날콩이나 날콩가루에는 단백질 소화 효소인 트립신의 작용을 방해하는 물질이 들어 있는데 이것은 열에 약해서 가열하면 감소하여 소화 활동에 영향을 미치지 않고 오히려 암과 당뇨를 예방하는 데 효과를 발휘한다. 지방 함유량은 18% 정도로, 그중 대부분이 불포화 지방산이며 그중 절반이 최상급의 리놀레산이다. 리놀레산이 안정적으로 작용하는 데 필요한 비타민E도 풍부해 동물성 지방의 과잉 섭취로 인한 콜레스테롤을 씻어 내는 작용을 한다. 그 밖에도 피로를 풀어 주는 비타민B와 뼈를 튼튼하게 하는 칼슘, 빈혈 예방에 좋은 철분도 들어 있다.

🍵 당뇨 환자를 위한 식생활 지침

균형 잡힌 영양 섭취를 해야 한다 당뇨라고 해서 절대적으로 절식을 해야 하는 것은 아니다. 절식만으로는 병의 근원을 치유할 수 없다. 우리 몸의 주요 에너지원으로 체온 유지 및 활동 에너지를 공급해 주는 탄수화물, 신체 구성 물질로 근육 조직과 피부, 혈액 등을 조성하는 단백질, 우리 몸의 에너지원이 되는 지방, 그리고 에너지는 내지 않으나 뼈를 구성하고 각종 체내 대사에 반드시 필요한 비타민과 무기질을 골고루 섭취하여 체중 조절에 신경 쓰는 것이 중요하다.

열량이 과잉되지 않도록 한다 혈당이 급격히 상승하는 것을 막기 위해서 에너지는 충분히, 그러나 과잉되지 않게 섭취해야 한다. 당류의 섭취는 엄격히 제한하는 대신 소화는 천천히 되고 혈액으로의 흡수도 안정하게 되는 복합 탄수화물을 섭취하는 것이 좋다. 특히 탄수화물은 인슐린과 균형을 맞추면서 활동하기에 충분한 에너지를 마련해 주어야 하므로 잘 조절되어야 한다. 지방은 과잉 섭취하지 않도록 주의하고, 단백질은 충분히 섭취한다. 녹황색 채소와 해조류, 과일 등을 충분히 섭취하여 비타민과 무기질이 부족하지 않도록 주의하는 것도 중요하다. 당질 대사를 촉진하기 위해 비타민B군을 충분히 섭취해야 한다.

식사 시간을 잘 맞춘다 당뇨 환자에게 가장 중요한 것은 매일 일정한 양을 꾸준히 섭취하는 지속성이다. 그러므로 식사 시간을 잘 맞추어 포도당이 안정적으로 혈액으로 공급되게 해야 한다. 식사와 간식은 정해 놓은 시간에 규칙적으로 하고, 한 번에 많이 먹기보다는 조금씩 자주 먹어서 식사 횟수를 늘리는 것이 혈당 조절과 지방 대사에 도움이 된다. 음식을 먹을 때는 하루 허용 섭취량에 익숙해지도록 정해진 양을 정확히 계량하여 먹고 간은 가능하면 싱겁게 하여 자극을 주지 않는다. 우리나라 사람들의 소금 섭취량은 권장량인 15~20g을 훨씬 웃돌기 때문에 약이나 당뇨병으로 인한 동맥경화 발병 가능성이 높다. 그러므로 소금은 하루 10g 이하로 제한하는 것이 좋다.

규칙적인 운동을 한다 몸을 꾸준히 움직여 섭취한 열량이 소모되게 하는 것도 중요하다. 특히 수영이나 조깅, 자전거 타기, 계단 오르기 등의 유산소 운동을 할 것을 추천한다. 이때도 자신의 몸 상태에 무리가 가지 않도록 적정량의 운동을 하는 것이 중요하다.

여기서 잠깐 콩의 효능

1 항암 작용 및 골다공증 예방

콩에 들어 있는 이소플라본 중 항암 작용은 대부분 제니스테인에 의해 이루어진다. 제니스테인은 암세포의 증식을 억제하는 성분으로 에스트로겐 리셉터와 약하게 결합하고 암세포가 증식하는 것을 감소시키며 정상 세포의 분열을 촉진하는 성분이다. 아울러 이소플라본 유도체인 이피리플라본은 뼈의 재흡수를 저해하는 동시에 골밀도를 높여 나이 든 여성에게 자주 발생하는 골다공증을 예방해 준다. 콩보다는 두부나 청국장 등의 가공 식품으로 만들어 먹는 것이 소화·흡수율이 더 높으므로 요리에 적극적으로 이용할 것을 권한다.

2 동맥경화 및 뇌졸중 예방

혈관을 부드럽고 튼튼하게 하여 동맥경화를 예방해야만 혈압이 상승하는 것과 뇌졸중을 막을 수 있다. 이를 위해서는 동맥경화의 원인이 되는 콜레스테롤과 지나친 칼로리 섭취를 자제하는 것이 중요하다. 특히 단백질을 충분히 섭취해야 한다. 단백질 섭취량이 부족하면 체내에서 단백질을 만들어야 하기 때문에 축적된 지방이 이용될 수밖에 없다. 지방은 혈관을 통해 옮겨지는데, 이렇게 되면 자연히 혈액 속의 지방량이 늘어나 혈중 콜레스테롤이 많아진다. 그런데 콩의 지방은 50%가 리놀레산이기 때문에 콜레스테롤을 씻어 내어 혈관벽을 튼튼하게 해 준다.

3 알츠하이머형 치매 예방

뇌세포의 시멸 속도가 갑자기 빨라져 뇌가 위축되는 질병이 알츠하이머형 치매다. 원인이 아직 정확하게 규명되지는 않았지만 이들 환자의 뇌를 검사해 본 결과 아세틸콜린이라는 물질이 극적으로 줄어든 것이 확인되었다. 콩에 들어 있는 레시틴은 뇌 속에 들어 있는 아세틸콜린이 감소하는 것을 막는 데 매우 효과적이다. 실제로 쥐를 이용한 실험 결과 레시틴을 투여한 쥐의 뇌 속에 아세틸콜린의 양이 많아졌다.

4 노화 방지

콩에는 사포닌과 비타민E(토코페롤)가 풍부해 기미가 생기는 것을 막아 줄 뿐만 아니라 혈액 순환을 원활하게 한다. 비타민E는 혈중 악성 콜레스테롤과 중성 지방 수치를 감소시키고 혈액의 점도를 낮춰 혈액이 원활하게 흐르게 해 준다. 중·고령기에 많이 생기는 갈색 기미(일명 노인 반점)를 방지하는 데도 탁월한 효과가 있다.

5 변비 예방

식생활의 서구화로 크게 늘고 있는 대장암을 예방하기 위해서는 변비를 막는 것이 가장 중요하다. 변비로 인해 변이 장 속에 오랫동안 머물면 유해균이 음식 찌꺼기와 담즙산을 이용해 강력한 발암 물질을 만들어 내기 때문이다. 식물섬유는 변비를 막는 중요한 역할을 하는데, 콩비지에는 다량의 식이섬유가 함유되어 있어 변비 예방에 매우 좋다.

6 비만 방지

비만 체질은 크게 두 가지로 나눌 수 있다. 당질을 지방으로 변화시켜 지방을 축적하는 호르몬인 인슐린 분비량이 과다해서 생기는 비만과 영양이 지나치게 잘 흡수되어 초래되는 비만이 그것이다. 콩은 섭취한 영양분이 체지방으로 축적되는 것을 막아 주기 때문에 비만 예방에 효과가 있다. 동물 실험 결과 사포닌이 비만 체질을 근본적으로 개선해 주는 기능도 있음이 밝혀졌다.

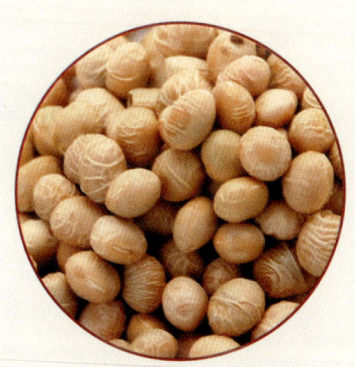

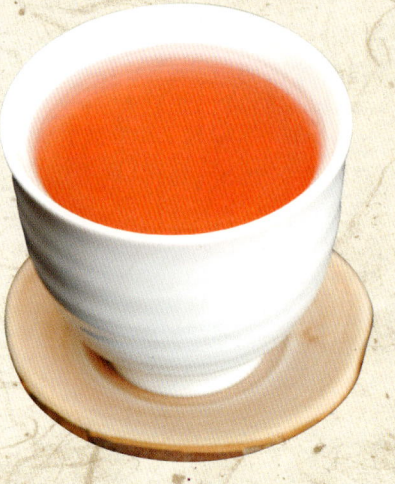

오미자차
만성 피로, 목 통증, 숙취, 당뇨, 심계 · 정충

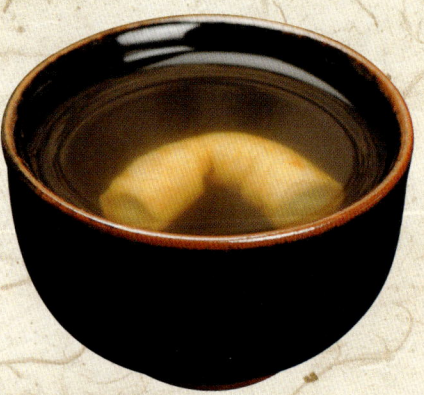

인삼차
만성 피로, 콧물 · 축농증, 당뇨,
심계 · 정충, 우울증

만성 피로

 만성 피로로 고생하는 사람들이 늘고 있다. 정신이 집중되지 않고 쉽게 지치며 기운이 없고 권태롭고 활력이 없으며 창조적 고취 욕망이 없고 눈이 불편하고 상쾌하지 않은 증후가 계속되는 것을 만성 피로증이라 하는데, 이것은 증상명이지 질병명은 아니다.
 만성 피로는 크게 정신 신경에 의한 불안증이나 신경증, 우울증에 의한 피로, 간이나 위, 심장 등의 질환, 만성 신장 질환이나 만성 기관지염, 결핵, 당뇨, 고혈압, 만성 빈혈 같은 질병에 따른 피로, 신경 안정제나 항히스타민제, 진통제 등의 약물 복용 후 또는 운동이나 과로 후에 느끼는 피로 등이 있다. 아침에 일어나자마자 피로함을 느낀다면 정신 신경계에 의한 피로일 가능성이 크고, 별로 과로한 것도 아닌데 오후만 되면 운신도 못할 만큼 피로하다면 질병에 의한 피로일 가능성이 크므로 전문의를 찾아가 상담과 처방을 받아야 한다.

만성 피로에 좋은 약차와 약재의 효능

구기자차 / 구기자 구기자의 여러 가지 효능 가운데 가장 큰 것이 피로 회복이다. 이는 구기자에 베타인, 루틴, 비타민B₁·C를 비롯해 8가지 필수 아미노산이 골고루 들어 있기 때문이다. 진하게 마시면 숙취로 인한 피로를 푸는 데 좋다. 구기자 20g에 물 1L를 붓고 물의 양이 절반으로 줄어들 때까지 달여 하루 3~4회 정도 마시면 된다.

대추차 / 대추 대추의 단맛이 긴장을 완화시켜 주어 신경 안정, 스트레스 해소, 불면증에 효과가 좋다. 평소에 히스테리가 심하고 쉽게 피곤을 느끼는 사람이 마시면 좋다. 붉은색이 우러날 때까지 푹 끓여 마시면 된다. 단, 오랫동안 먹으면 소화 장애가 생길 수 있으므로 소화 기능이 약한 사람은 마시지 않는 것이 좋다.

사과차 / 사과 비타민C와 유기산이 풍부해서 피로 회복에 효과가 좋다. 설탕과 물을 1:1 비율로 넣고 절반으로 줄어들 때까지 은근한 불에 끓인다. 그런 다음 사과를 잘라 적당량을 밀폐용기에 담은 뒤 설탕 시럽을 붓는다. 냉장 보관해 두고 피곤할 때마다 뜨거운 물에 타서 마시면 된다.

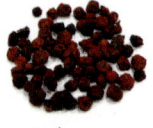

오미자차 / 오미자 다섯 가지 맛[五味]이 난다고

해서 이름 붙여진 오미자도 피로 회복 효과가 뛰어나다. 몸이 나른하고 피곤할 때 오미자 30g에 물 4컵을 붓고 끓여 한 잔씩 마시면 좋다.

••인삼차 / 인삼 사포닌 성분이 허약 체질을 보강해 주기 때문에 몸의 활성이 떨어진 사람이 마시면 좋다. 인삼을 오래 먹으면 몸이 가벼워지고 신체 기능이 되살아나면서 생기가 돈다.

••황기차 / 황기 오랫동안 쉬지 못하고 무리하면 만성 피로가 쌓이는 것은 물론이고 몸도 허약해진다. 황기는 중추 신경계를 흥분시켜 성 호르몬과 같은 작용을 하고, 과로로 인해 쇠약해진 심장을 튼튼하게 해 준다. 황기 20g을 300ml의 물에 넣고 반으로 줄어들 때까지 끓여 차처럼 마시면 된다.

••마늘 마늘의 독특하고 자극적인 냄새와 매운맛은 피토케미컬의 일종인 유화아릴에 의한 것으로, 유화아릴은 알리신이 되어 세균과 바이러스를 퇴치하고 철과 비타민B의 흡수율을 높여 준다. 스코르디닌이라는 활성 물질은 비타민B의 작용을 높이고 에너지 대사를 원활하게 하여 피로를 풀어 준다.

• 브로콜리 혈액 순환을 돕고 울혈을 개선하며 혈전과 동맥경화를 예방하는 클로로필이 많이 들어 있다. 또 브로콜리에는 시금치의 3배에 달하는 비타민C가 들어 있다. 알리신이 들어 있는 마늘과 함께 볶아 먹으면 피로한 몸에 활력을 불어넣을 수 있다.

• 아스파라거스 봄에 나오는 굵고 연한 줄기를 먹는다. 햇빛을 보고 자란 그린 아스파라거스, 흙을 돋워 재배한 화이트 아스파라거스 모두 피로를 푸는 데 효과가 좋은 아스파라긴산이 들어 있다. 몸속에 쌓인 젖산 등의 피로 물질을 제거해 줄 뿐만 아니라 이뇨 효과가 좋아 불필요한 암모니아를 몸 밖으로 배출시켜 불안증과 불면증을 해소해 준다. 이삭 끝에 풍부한 루틴은 혈액 순환을 촉진한다.

• 자몽(그레이프프루트) 자몽은 단맛과 신맛, 쓴맛을 모두 갖고 있는 과일이다. 쓴맛은 노란색 계통의 플라보노이드인 나린진 성분에 의한 것으로, 나린진은 구연산, 펙틴과 만나 상승 효과를 발휘하여 피로를 풀어 준다. 고혈압을 예방하는 효과도 있으므로 고혈압 약을 복용하고 있다면 의사와 상의하며 자몽을 즐겨 먹는 것도 방법이다. 비타민C도 풍부하여 피부를 윤기 있게 하고 피로와 스트레스를 풀어 주며 감기와 암을 예방하는 데도 효과적이다.

∙∙포도 포도당과 과당이 많이 들어 있어서 피로 회복에 탁월한 효과를 발휘한다. 알맹이와 껍질에는 폴리페놀의 일종인 탄닌이 풍부하다. 탄닌은 항산화 작용을 하여 암을 예방하고 노화를 방지하는 등 면역력 향상에 기여한다. 전문가들은 포도에 대해 체력 소진이 큰 여름철에 가장 좋은 과일이라고 입을 모은다.

여기서 잠깐 — 만성 피로에는 식초가 특효

과도한 업무로 인한 스트레스, 운동 부족으로 인한 만성 피로를 호소하는 사람들에게 식초를 권하고 싶다. 특히 노폐물인 젖산을 분해하는 효과가 커서 피로를 풀어 주고 활력을 되찾아 준다. 나이가 들면 혀의 감각이 바뀌어 신맛을 싫어하는 경향이 있는데, 신맛은 간 기능과 신진대사를 원활하게 해 주므로 신맛이 나는 식품이나 요리를 많이 섭취하는 것이 좋다. 또한 식초의 새콤한 맛은 침샘을 자극, 침을 많이 분비시켜 소화 작용을 돕는다. 살균 성분이 들어 있어 장 속에 유해균이 번식하는 것을 막아 주고, 대장과 소장의 연동 운동을 도와 변비 해소에도 도움을 준다.

식초를 자연스럽게 섭취할 수 있는 방법은 조미료처럼 식탁에서 활용하는 것이다. 예를 들어 짠 생선 구이에 식초를 한 두 방울 떨어뜨리면 짠맛이 상쇄되고, 버터나 기름에 튀긴 음식에 뿌리면 느끼한 맛이 줄어든다. 단, 위산이 많아 속이 자주 쓰린 사람은 공복에 먹지 않는 것이 좋다. 또 농도가 진한 식초는 위벽을 헐게 하므로 1~2% 미만의 농도로 물에 섞어 마시는 것이 좋다.

하지만 가장 좋은 방법은 일상에서 꾸준히 섭취하는 것이다. 추운 겨울철에는 따뜻하게 데워 마시는 것도 좋은 방법이다. 소화 흡수를 높여 주므로 공복에 마시는 것은 피하고 식후나 식사 중에 마시는 것이 좋다. 하루 2회 약 30ml 정도를 마시는 것이 가장 적당하다. 기호에 따라 꿀을 첨가해도 상관없다.

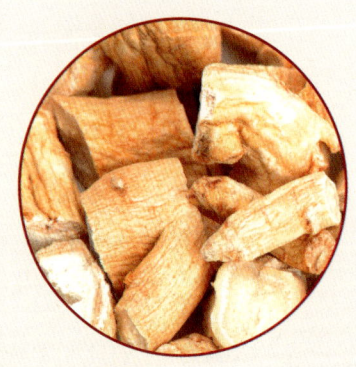

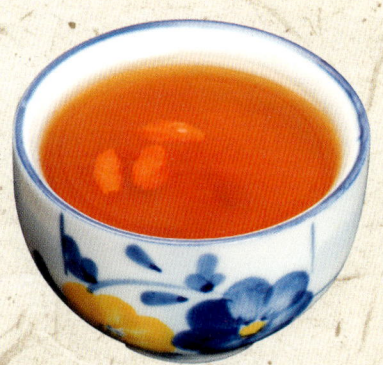

구기자차
만성 피로, 빈혈, 이명,
충혈 · 안구 건조증, 무릎 통증

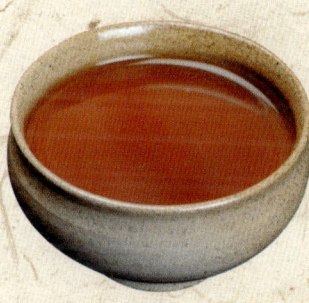

대추차
복통 · 설사, 불면증, 콧물 · 축농증,
만성 피로, 우울증

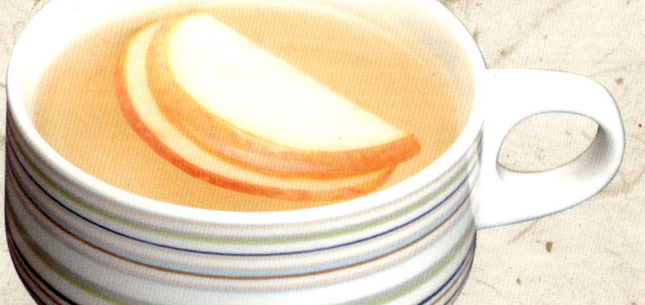

사과차
만성 피로

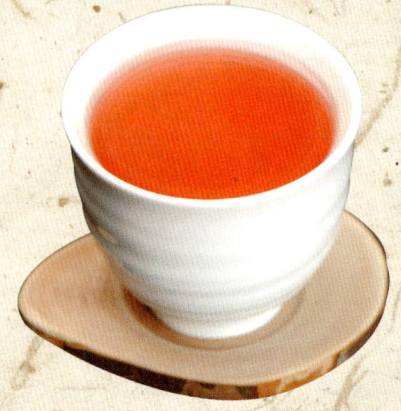

오미자차
만성 피로, 목 통증, 숙취, 당뇨, 심계 · 정충

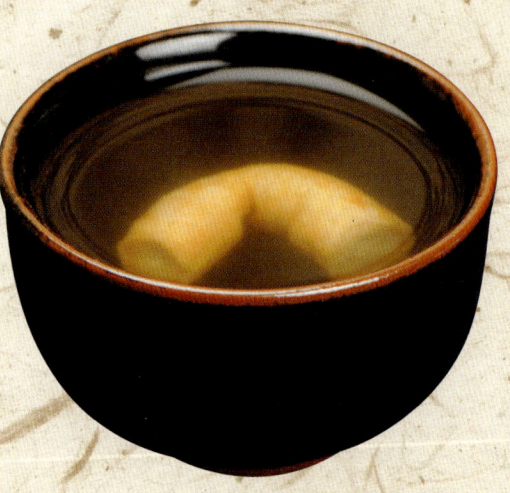

인삼차
만성 피로, 콧물 · 축농증, 당뇨,
심계 · 정충, 우울증

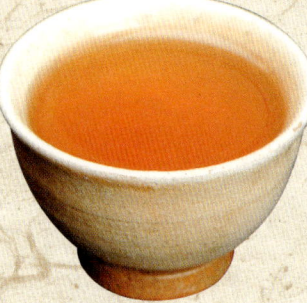

황기차
만성 피로

四

계절에 따른 질환과 효과적인 약차와 약재

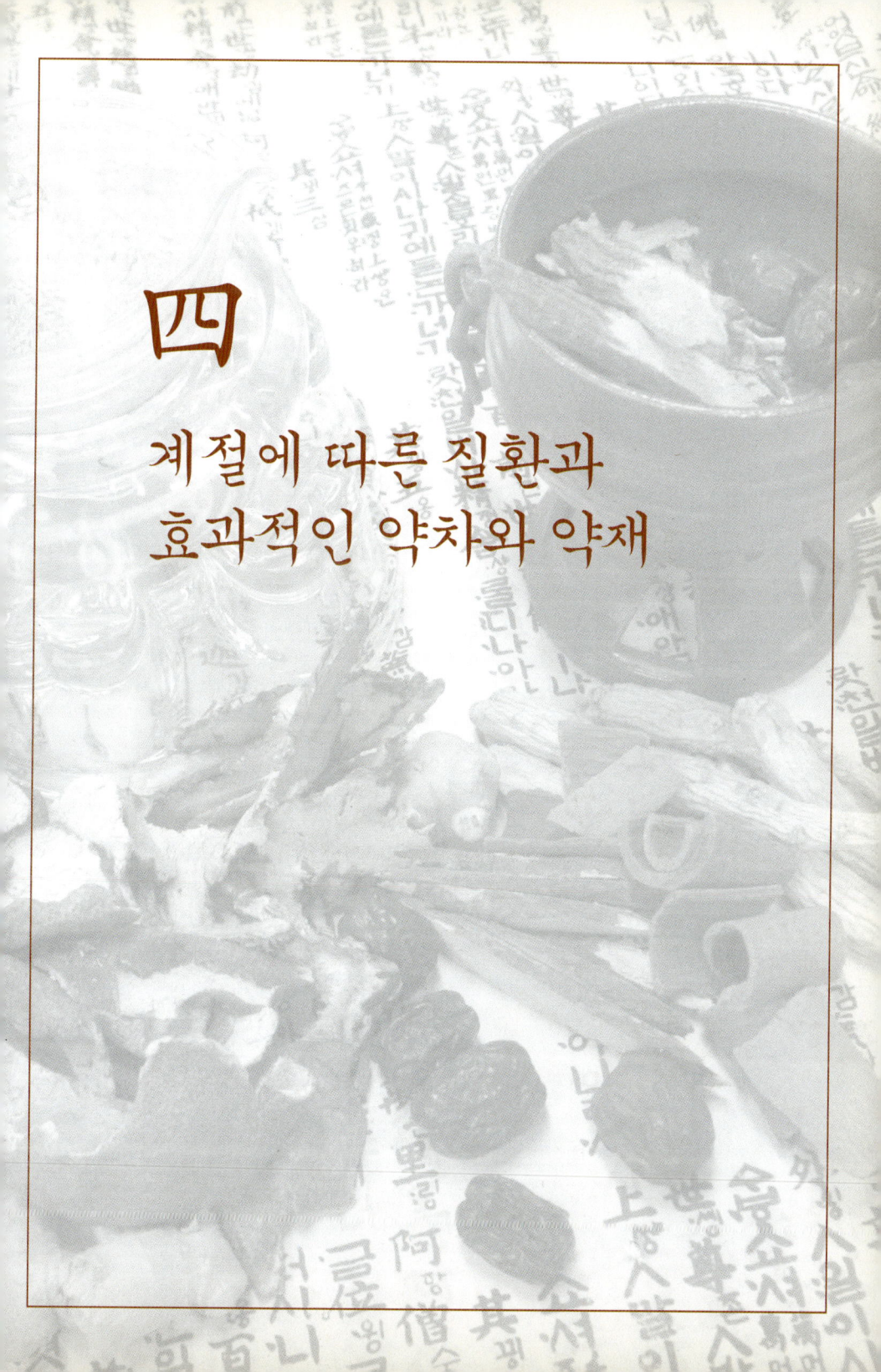

춘곤증 · 알레르기

봄만 되면 입맛이 떨어지고 졸음이 오며 의욕이 없어진다. 이유 없이 짜증이 나고 입안이 헐며 살이 내리기도 한다. 한 마디로 '봄을 타는' 것이다. 이런 증상을 전문가에게 호소하면 대부분 '간장과 심장의 기운이 쇠약해져 있다'는 말을 할 것이다. 즉 간과 심장이 약해져 봄기운에 적응하지 못하고 있다는 것이다.

한의학에서 봄은 땅에서 새싹이 파릇파릇 돋아나듯 위로 뻗어 나간다고 보아 목(木)과 화(火)에 비유하여 간(肝)과 심장(心臟)에 배속시킨다. 간과 심장은 활동적이면서도 발산하는 기운과 관련된 양(陽)적인 요소다. 그렇기 때문에 간과 심장의 기운이 약해져 있으면 음에서 양의 기운으로 넘어가는 과정을 잘 적응하지 못해 피로감이 커진다고 보는 것이다.

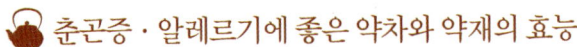 춘곤증 · 알레르기에 좋은 약차와 약재의 효능

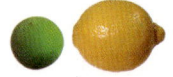 **매실차 / 레몬차** 나른한 증상을 해소하고 떨어진

입맛을 되찾는 데는 새콤한 음식이 도움이 된다. 신맛은 타액과 위액을 분비시키는 기능이 있기 때문에 오렌지 주스나 매실차, 레몬 등을 자주 먹으면 환절기 감기를 예방하는 데도 효과를 볼 수 있다. 신맛이 싫은 사람은 비타민C 등 비타민제를 하루 1알씩 복용할 것을 권한다.

봄나물 향기로우면서 쓴맛이 나는 나물을 많이 먹는다. 같은 음식이라도 체질에 따라 효과가 다르듯 맛 또한 장기에 각각 다르게 작용한다. 특히 쓰고 향긋한 음식은 간장과 심장 기능을 돕는 데 효과적이다. 냉이나 달래, 씀바귀, 쑥갓, 쑥 등의 봄나물이 봄철 식이로 으뜸이다.

코코아 / 커피 아침에 마시는 따뜻한 코코아 한 잔과 오후에 마시는 커피 한 잔도 나른한 몸을 회복하는 데 효과가 있다. 코코아에는 테오브로민이라는 성분이 들어 있어 중추 신경을 자극하고, 커피에는 신경 세포 중 사이클릭 AMP라는 물질을 증가시켜 작업 효과를 높여 주는 성분이 들어 있다. 단, 커피는 위산 분비를 촉진하므로 위가 약한 사람이나 속이 빈 상태에서는 마시지 않는 것이 좋다. 또 카페인도 들어 있으므로 가능하면 하루 2잔 정도로 제한해야 한다.

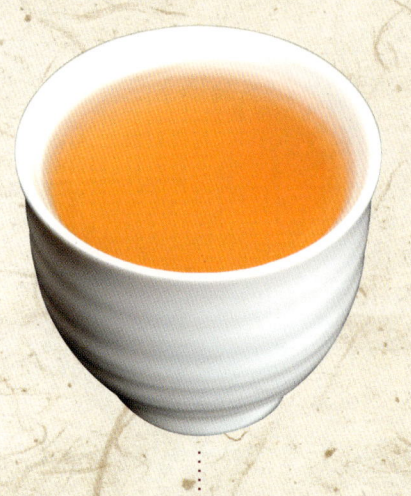

매실차
복통 · 설사, 여드름,
춘곤증 · 알레르기, 두통

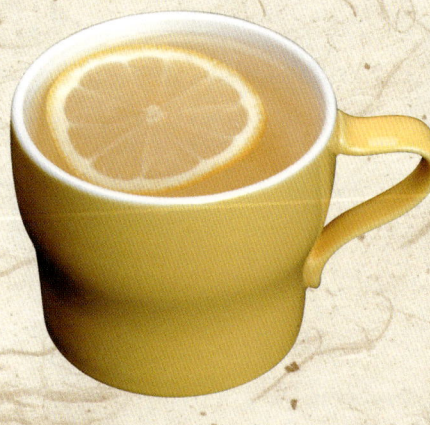

레몬차
목 통증, 춘곤증 · 알레르기

냉방병

 몸을 지치게 하는 더위도 여름 방학에 대한 기대와 일 년을 기다린 휴가에 대한 설렘을 막을 수는 없다. 그러나 한의원을 찾는 환자들은 더위보다는 지나친 냉방으로 인한 불편함을 호소하는 경우가 더 많다. 두통이 오거나 몸이 나른하거나 집중이 잘 안 되고 무기력하다는 등 전형적인 냉방병 증상을 호소하는 것이다. 그중에서도 가장 흔한 것이 감기 증상이다. 쉽게 피고하고 두통이 오며 어깨와 팔다리가 무겁고 허리가 아프고 몸에 한기가 돈다는 것이다.
 냉방병에 걸리면 처음에는 이렇게 몸이 으스스 춥고 기침이 나면서 목이 아픈 감기 증상이 나타난다. 심한 경우 고열이나 설사, 가슴 통증, 폐렴을 동반하기도 한다. 감기 유사 증상은 냉방 시설에 서식하는 레지오넬라균이 원인으로, 대개 2~10일 간의 잠복기를 거쳐 증상이 나타난다.
 냉방병의 또 다른 증상은 부종이다. 찬바람에 오랫동안 노출되어 몸이 차가워지면서 혈액 순환이 정체되는데, 이렇게 되면 몸속에 노폐물이 쌓여 자연스럽게 손이나 발, 얼굴 등이 붓는다. 신장 기능이 저하되어 수분을 원활하게 배출하지 못하면 전신이 붓기도 한다. 부종으로 인해 큰 병이 생기는 것은 아니지만 부종이 가라앉지 않으면 그대로 살이 될 수도 있으므로 주의해야 한다. 또한 몸이 차가워지면서 장기의 움직임이 둔해져 복통과 설사가 자주 일어난다. 온도 차이가 심한 실내외를 오가면 체온을 조절하는 자율 신경의 기능이 흐트러져 혈압을 제대로 조절하지 못해 현기증이 날 수도 있다. 여성의 경우 지나치게 냉방이 잘된 곳에 오랫동안 있을 경우 생리가 불규칙해지거나 생리통이 심해질 수도 있다.

냉방병에 좋은 약차와 약재의 효능

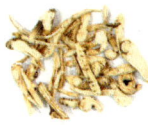

• • 계피차 / 계피 계피는 흔히 감기약으로 많이 알고 있는데 그보다는 근육 이완제로서의 효과가 더 크다. 실내외의 기온 차로 인해 피부와 근육의 조절 작용이 원만하지 않으면 근육통이나 관절염, 피부 이상 증상이 나타나는데, 계피는 이들 상태를 개선하고 피부와 긴장된 근육을 완화해 준다. 5g 정도를 가루 내어 따뜻한 물에 타서 마시면 된다. 흑설탕이나 꿀을 함께 넣고 달여 마셔도 좋다. 계피 10g에 물 800ml를 넣고 약한 불에 은근히 끓여 마신다.

• • 길경차 / 길경 냉방기기의 잦은 사용으로 공기가

좋지 않아 목이 칼칼하고 마른 느낌이 나며 목이 붓거나 목감기 증상이 있는 사람에게 좋다. 모과와 더불어 목감기에 특효약으로 알려져 있는데, 특히 인후부에 염증이 생겨 가래가 나오고 가슴이 답답하고 마른 느낌이 들며 갑작스럽게 가슴이 아프고 등에 담이 들었을 때 마셔도 좋다. 말린 도라지 30g에 감초 10g과 물 3컵을 넣고 끓여 마신다.

●●**생강차 / 생강** 밀폐된 곳에서 냉방기기에 자주 노출되어 감기 증상이 나타났을 때 마시면 좋다. 생강은 위장의 탁한 물질을 제거하는 동시에 모과 인후부에 깊숙이 들어 있는 가래를 삭여 준다. 또한 특유의 매운맛으로 몸을 따뜻하게 하고 냉기에 대한 내성을 키워 준다. 생강 한 톨에 물 4컵을 붓고 약한 불에서 15분 정도 끓여 하루 5회 마시면 좋다.

●●**율무차 / 율무** 냉방병 증상과 함께 아침에 일어나면 얼굴이나 손이 부어서 뻑뻑한 사람이 마시면 좋다. 율무는 훌륭한 이뇨제인 동시에 탁월한 혈액 순환제다. 그래서 피부나 내부 장기, 그중에서도 특히 창자에 있는 각종 노폐물을 함유한 수독을 제거하는 데 효과가 좋다. 율무를 볶아 가루내어 뜨거운 물을 부어 마신다.

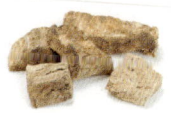

●●**갈근차 / 갈근** 냉방병으로 혈액 순환이 원활하지

못해 등덜미가 뻐근하고 아플 때 마시면 좋다. 체수분이 소모되는 것을 막아 주고 혈류를 증강시키며 근육의 긴장을 풀어 준다. 깨끗이 씻어 말린 칡뿌리를 물에 끓여서 우려내어 마시거나 가루를 내어 물 1컵에 1큰술을 넣어 섞어서 마시면 된다.

•• 향유차 / 향유 체온 조절 능력이 떨어져서 나타나는 냉방병을 완화하는 데 효과가 좋다. 향유는 더위와 습기를 제거해 줄 뿐만 아니라 이뇨 효과도 크므로 찬 것을 먹고 탈이 났을 때 마셔도 좋다. 향유 4~6g을 뜨거운 물 1잔에 우려내어 차갑게 식혀 마신다.

냉방병을 예방하는 생활 습관

1 실내외 온도 차는 5~8℃로 유지한다.
2 에어컨을 틀어 놓은 곳에서 생활한다면 긴 소매의 겉옷을 준비한다.
3 차가운 바람은 직접 쐬지 않는다.
4 틈틈이 간단한 스트레칭을 통해 혈액 순환을 돕는다.
5 따뜻한 물과 비타민이 풍부한 채소, 과일을 충분히 먹는다.

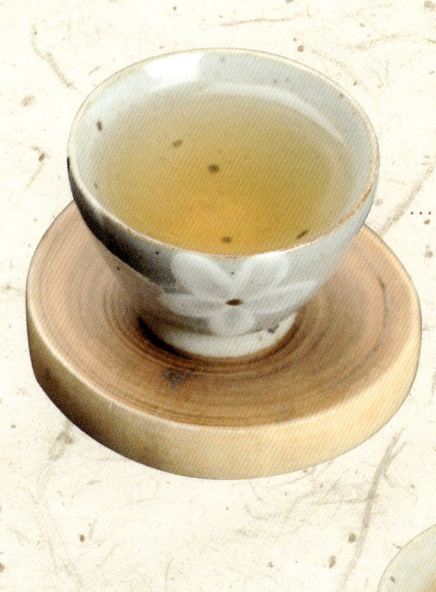

계피차
냉방병, 무릎 통증

길경차
냉방병, 목 통증, 여드름

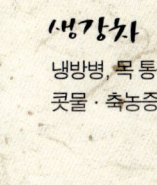

생강차
냉방병, 목 통증, 생리통, 소화 불량,
콧물·축농증

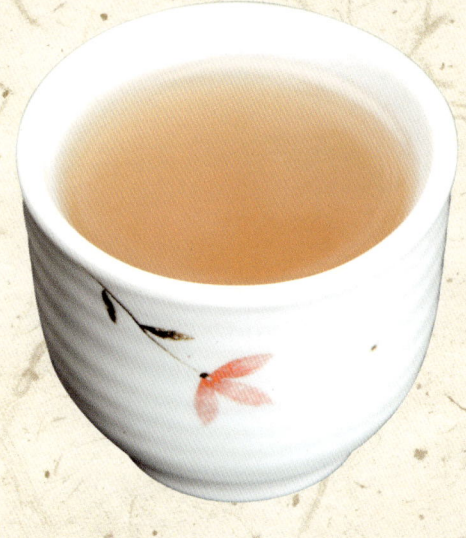

율무차
관절염, 구취, 기미·주근깨, 냉방병,
무릎 통증, 다이어트

갈근차
갱년기 증상, 숙취,
콧물·축농증, 냉방병

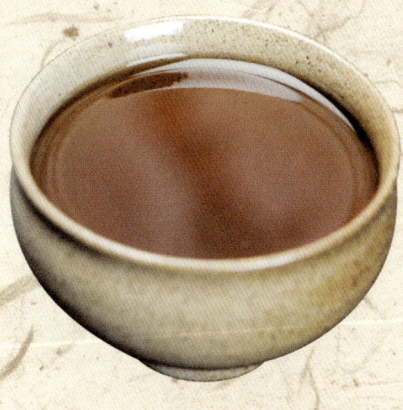

향유차
냉방병